ÊTES-VOUS PRÊTS POUR LE MEILLEUR DE DIEU ?

Êtes-vous prêts pour le meilleur de Dieu ?

PAR L'AUTEUR PRIMÉ
DR. CHRISTINE TOPJIAN

Christine Topjian Publishing

Contents

Remerciements de l'auteur

Merci d'avoir choisi ce livre. J'espère qu'il atteindra son objectif - vous amener dans une relation avec Jésus et le Saint-Esprit, ou si vous avez déjà cette relation, vous apporter une relation meilleure et plus forte afin que vous puissiez expérimenter toute la bonté et tout le bonheur qui existe en Christ, dans tous les domaines de votre vie et dans la vie de vos proches.

Ce livre est également destiné à vous aider à compter sur le Seigneur et à avoir plus pleinement confiance en lui et en ses voies, sachant que si vous le suivez, il vous tient et ne vous laissera jamais tomber. Je prie pour que chaque personne qui lit ce livre en tire le meilleur parti aujourd'hui et pour les années à venir.

Je prie pour que vous appréciez chaque mot, chaque ligne et chaque page et que vous retiriez beaucoup des exercices qui sont conçus pour approfondir votre propre compréhension des concepts et pour créer des journaux qui vous fourniront des opportunités d'atteindre et de maintenir des résultats soutenus. succès et abondance dans tous les domaines de votre vie.

Bonne lecture, bon apprentissage, bonne réussite aux exercices et bon journal !

DrChristineTopjian.com

D'autres titres par Dr. Christine Topjian

D'autres titres par Dr. Christine Topjian

Jesus Loves You

Love & Kindness

Give It To God

Hannah Can Read e-book

It's In Transit e-book

The Chrissie Series: Chrissie Meditates & Visualizes

The Chrissie Series: Chrissie Goes Places

The Chrissie Series: Chrissie Prays

How To Be Led By The Holy Spirit

Manifest It!

Manifest It ... Now!

INTRO

L'universalité et l'intemporalité de la Bible

Je crois et je sens que ce livre est si important et qu'il y a beaucoup à dire au sujet du succès aux conditions de Dieu. Dans ce livre, on va parler de l'universalité de la Bible, de son applicabilité et de son impact mondiaux et intemporels. On va aussi parler de la façon dont nous pouvons appliquer les concepts de la Bible pour réussir dans tous les domaines de la vie.

Universalité de la Bible

La Bible est le livre le plus sage jamais écrit et si on regarde attentivement ses enseignements (pas seulement en parcourant le contenu de la Bible ou même en lisant à un rythme normal, mais en ralentissant vraiment et en permettant au contenu d'être examiné attentivement, d'être analysé, d'être poussé profondément et ensuite être considéré et appliqué dans un contexte universel), nous pouvons voir tout ce qui suit :

La Bible parle abondamment de la nature de l'homme
La Bible donne de la sagesse sur les finances
La Bible nous dit que nous aurons des problèmes dans ce monde
La Bible décrit comment gérer les problèmes de toutes sortes
La Bible parle de la façon dont la bonté de Dieu est disponible pour tous ceux qui vont à lui
La Bible décrit le vrai caractère de l'homme dans la plupart des contextes ainsi que la désobéissance de l'homme
La Bible parle de la façon dont la désobéissance de l'homme a eu des conséquences malheureuses au cours de l'histoire

La Bible examine attentivement comment l'obéissance a eu des conséquences heureuses et de bonnes bénédictions au cours de l'histoire

La Bible parle de l'amour de Jésus et de Dieu le Père pour les enfants et pour l'humanité qui est pour hier, aujourd'hui et pour toujours

La Bible examine attentivement le sort de ceux qui ont la foi

La Bible indique comment Dieu nous guide pour notre meilleur

Et beaucoup plus

Cela signifie donc nécessairement que lorsque nous traitons de quoi que ce soit, la réponse se trouve en fait dans la sagesse de la Bible et la sagesse s'applique à tous les âges, toutes les ethnies, tous les types de personnes. Comment? Parce que compte tenu de toutes les informations contenues dans la Bible, nous pouvons non seulement extrapoler ce que serait la volonté de Dieu pour la bonté, la décence et l'honnêteté, mais cela nous aide également à développer une relation (une relation solide et aimante qui est censée durer pour toujours) afin que nous peut voir qu'il veut, peut et cherche à nous guider à travers tout.

On peut aussi voir dans les histoires bibliques et dans la rébellion de certains, le fait que certaines personnes ne vous montrent pas toutes leurs cartes donc leurs actions peuvent être un mystère. Dans les histoires et les enseignements de la Bible, nous pouvons voir des concepts et des principes du caractère de l'homme qui s'appliquent autant aujourd'hui qu'à l'époque, même si nous sommes maintenant beaucoup plus avancés sur le plan technologique et que nous avons beaucoup plus d'inventions, mais en termes simples, nous devons demandez à Dieu et concentrons-nous sur la façon dont Il nous conseillerait et nous guiderait sur la façon d'utiliser les progrès que nous avons devant nous.

Je parlerai beaucoup plus longuement de l'établissement, de l'exploration et de la confiance dans notre propre relation personnelle avec Jésus dans le livre.

Les concepts de la Bible

Parce que la Bible présente la sagesse pour tous les domaines de la vie, l'application de ses concepts et de sa pratique nous permettra de mieux naviguer dans tout ce que la vie nous donne et de le faire avec l'aide quotidienne, constante et cohérente du Saint-Esprit. Accéder à cela signifie que vous avez accès à l'aide du Saint-Esprit qui sait tout pour tout ce que vous faites. Je pense que c'est un outil plutôt cool d'avoir à notre disposition.

Plongeons donc directement dans le succès sur tous les fronts.

Chapter 1

L'abondance est un état d'esprit et cela commence avec vous.

Je ne peux pas exagérer l'importance de la mentalité d'abondance.

Pourquoi?

Parce que cet état d'esprit guidera vos pensées et vos actions tout au long de votre vie et si vous n'avez pas le bon état d'esprit chaque jour (ou presque chaque jour), vous ne serez pas à la hauteur du meilleur de Dieu. Autrement dit, vous n'aurez pas l'état d'esprit et la compréhension nécessaires pour entreprendre le meilleur de Dieu et Ses instructions pour travailler de manière décisive et stratégique - une manière qui ne peut se produire que lorsqu'Il ordonne vos pas.

Maintenant, l'abondance ne signifie pas seulement l'argent et la richesse, même si ces éléments en font partie. En fait, l'abondance signifie se sentir bien, être bien et faire de son mieux chaque jour. Cela signifie être positif et heureux dans son esprit, son corps et son âme. Il est si important de s'assurer que nous pratiquons chaque jour les choses qui mèneront à ces résultats parce que les humains ont naturellement tendance à être un peu négatifs, et nous devons donc travailler pour nous assurer que nous travaillons contre cela.

L'abondance de l'esprit, du corps et de l'âme est un collectif de bien manger, de parler et de penser positivement, d'avoir les bonnes relations, la forme physique et spirituellement. Souvent, quand les gens parlent de spiritualité, certains supposent que nous ne pouvons pas faire référence à la Bible et à la sagesse qui est fournie dans la Bible, mais nous le faisons. Dieu est un Esprit et donc être spirituel signifie nécessairement être connecté à Dieu.

Nous n'avons jamais été destinés à vivre en dehors de la relation avec Dieu.

Nous avons été créés pour être entiers, en connexion avec Dieu et en connexion les uns avec les autres. Ce lien social est l'une des raisons pour lesquelles je pense que les médias sociaux sont devenus si répandus et si importants - parce que nous avons été créés pour ce lien. Cette connexion à Dieu est également nécessaire. J'ai utilisé le mot <<nécessaire>> dans la phrase précédente parce que le besoin désigne quelque chose sans lequel nous ne pouvons pas vivre ; nous n'avons jamais été destinés à vivre en dehors de la relation avec Dieu.

Vous voyez, Dieu a mis tellement de bien en chacun de nous, autant de compétences et de talents en chacun de nous. Nous avons tous été créés pour la vie, le bonheur, l'abondance et la bonté et il nous a donné les compétences, les talents, le cerveau et les capacités pour faire, être et avoir tout ce à quoi Il nous a appelé. Tant de choses qui nous entourent, en particulier la nature, sont des choses positives qui affirment la vie. Quand je me sens faible ou que j'ai besoin d'un petit remontant, je me promène dans la nature et je suis très attentive et reconnaissante pour l'oxygène pur et propre que les arbres fournissent, les fleurs, les animaux, l'herbe, le l'air et le ciel et bien plus encore. Ces choses sont si importantes pour chacun de nous parce qu'elles nous rappellent la nature et la bonté, et qu'elles offrent une issue pour le souffle, l'air frais et l'oxygène pur, principes de santé mentale et de bien-être. C'est aussi pourquoi le yoga encourage tant la respiration - parce que dans la respiration, nous inspirons la vie, l'espoir, la liberté et la bonté directement dans notre santé mentale et dans notre être.

Donc, ami et lecteur, l'abondance est un état d'esprit, c'est un lien avec Dieu. C'est l'esprit, le corps, l'esprit et l'âme, et finalement, c'est notre incroyable accès à Dieu qui est un Esprit Trinitaire composé de Dieu le Père, Jésus le Fils et le Saint-Esprit (qui vit à l'intérieur de nous lorsque nous sommes baptisés).

Prenez le temps de nourrir votre âme de l'abondance qui ne peut venir que de Dieu. Prenez le temps de marcher dans la nature, de parler à Dieu, de bien manger et sainement, de faire vos entraînements de fitness, de vous engager dans des relations et des amitiés significatives et affirmant la vie, et surtout, n'oubliez pas que notre connexion #1 est avec Dieu, le Pourvoyeur et la Source de tout ce qui est si bon !

La mentalité d'abondance commence avec vous et concerne votre relation avec Dieu.

Vous voyez, Dieu a déjà tout prévu : santé, richesse, prospérité financière, famille, amis, bonne opportunité, bonnes pauses, et plus encore. Il a fourni toutes ces choses en prévision du fait que vous en aurez besoin et que vous les voudrez. Ils vous ont tous été fournis dans le Royaume des Esprits. Il nous a également fourni l'opportunité d'une relation avec lui-même et tout ce que nous avons à faire est de puiser dans cette relation (activez-la, si vous voulez) et vous verrez Ses dons, Ses conseils et Ses capacités se concrétiser !

Nous étions censés compter sur lui et vivre en tandem avec lui. Dans John 15 : 5, la Bible dit : « **Je suis la vigne ; vous êtes les branches. Si vous demeurez en moi et moi en vous, vous porterez beaucoup de fruit ; en dehors de moi, vous ne pouvez rien faire.**>> Cela ne signifie pas que Dieu est un Dieu méchant qui veut vous priver de bonnes choses. Bien au contraire. Cela signifie qu'Il veut que vous comptiez sur lui et sur Ses voies et Sa bonté pour faire les choses afin que lorsque l'opposition survient (et il le fera - nous savons tous que la vie peut être pleine de défis), vous êtes prêt à réagir et vous avez le pouvoir de Dieu dans votre coin pour vaincre l'opposition et vous frayer un chemin vers le succès et l'accomplissement.

Pour vous donner un exemple, je savais que le Seigneur me guidait vers la production exécutive de ma propre production médiatique. Je savais que c'était sa volonté parce que je l'avais ressentie assez fortement et tout au long de mes études doctorales. J'ai su que c'était une partie importante du voyage. Lorsque j'ai appelé l'organisme où je devais enregistrer cette production, j'ai rencontré une opposition farouche. Maintenant, c'était une organisation dont je faisais déjà partie, donc cette opposition n'aurait vraiment pas dû se produire. Mais c'était. Je suis tombé sur une femme qui a répondu au téléphone et a dit des choses terribles, voulant essentiellement me fermer le téléphone au nez. J'ai essayé d'expliquer sans être impoli que tout ce que je voulais faire était d'exercer mes droits pour créer cette production et que je savais qu'il n'y avait rien dans le règlement qui disait que je ne pouvais pas. Cette dame ne voulait pas m'entendre. Au lieu de raccrocher de frustration, j'ai prié dans mon esprit, demandant au Seigneur d'ouvrir cette porte si c'était Sa volonté. Moins de cinq minutes plus tard, cette dame s'est excusée auprès de moi pour sa grossièreté et a commencé à répondre à mes questions sur la façon de remplir le formulaire de la bonne manière.

Vous voyez, l'opposition est venue et elle était féroce - mais ce n'était pas à la hauteur de ce que Dieu pouvait faire !

Vous avez aussi de l'opposition dans votre vie. Nous le faisons tous... nous avons tous des choses que nous voulons accomplir, mais nous avons des difficultés et rencontrons des défis parce que c'est ce qui se passe ici sur terre. Vous devez vous élever au-dessus de cela et vous devez faire appel à la puissance de Dieu pour vous aider parce que c'est ce qu'Il nous a guidé à faire.

Maintenant, il y a quelques choses que vous devez faire pour invoquer et réclamer tout ce qu'Il a pour vous:

1. Priez pour cela

2. Restez dans la foi que vous le recevrez
3. Dites les mots de la victoire par bouche
4. Attendez et regardez qu'il se manifeste

1. Priez pour cela

Lorsque nous prions pour quelque chose, nous engageons Dieu dans une conversation et nous demandons ce que nous sommes censés faire. Nous le remplissons dans une conversation active. La prière, après tout, est une conversation à double sens - nous devons communiquer (via nos pensées ou nos mots) et ensuite nous devons écouter ce qu'Il dit, nous incitant à et nous guidant.

2. Restez dans la foi que vous le recevrez

Lorsque nous restons dans la foi que nous recevrons quelque chose, nous l'attendons avec impatience. Nous l'écoutons. Nous prenons des mesures qui vont nous amener à y parvenir. Cela fait partie de la foi que Dieu attend de nous voir démontrer. Lorsque vous restez dans la foi que vous le recevrez, ce que vous dites essentiellement est "Dieu, je sais que Vous me guidez vers cela et je vais prendre toutes les mesures que Vous me guidées pour l'obtenir". Lorsque nous faisons cela, Dicu obtient un petit sourire parce qu'Il peut voir que nous avançons dans la foi.

3. Prononcez les mots de la victoire avec votre bouche

Nos paroles sont très puissantes. Nous pouvons créer des choses étonnantes. Les Écritures nous disent que <<**la vie ou la mort est dans la langue**>> et nous pouvons donc appeler la vie (positivité) ou la mort (négativité) avec nos paroles. Lorsque vous prononcez des mots positifs et qui affirment la vie, imaginez et supposez à juste titre que vous vous rapprochez de plus en plus de la réalisation de vos objectifs.

Dire des paroles de victoire avec votre bouche et remercier Dieu pour ce qu'Il fait que vous ne pouvez pas voir font partie des stratégies nécessaires pour avancer vers l'accomplissement de tout ce qu'Il vous a appelé à faire.

Je me souviens que lorsque j'aidais un membre de la famille durant une période difficile, j'ai essayé autant que possible de lui rappeler que ce n'est qu'une partie difficile et que la récompense pour persévérer sera grande. Je les ai encouragés à se rappeler que chaque fois que les choses devenaient difficiles ou que les choses semblaient difficiles, qu'en fin de compte, tout est bien fini et ils apprécieraient (comme dans le passé) le bon sentiment de savoir qu'ils ont persévéré à travers quelque chose d'aussi difficile avec la grâce de Dieu.

4. Attendez et observez que la bonne chose se manifeste

Lorsque nous restons dans la foi et que nous faisons les choses que nous sommes appelés à faire, nous sommes alors censés attendre (parfois c'est une brève attente et parfois c'est un peu plus long) et nous le verrons arriver dans nos vies. Dans ce domaine (et j'espère que vous apprendrez tous d'une erreur que j'ai commise dans le passé), je veux vous dire que la manifestation de ce que vous attendez dans la foi peut ne pas ressembler exactement (ou quelque chose comme) à ce que vous pensez qu'elle va ressembler. Les choses ont souvent tendance à être différentes et pour cette raison, nous manquons parfois nos bénédictions.

Un de mes amis voulait se marier et cherchait activement et sortait. Elle a fini par rencontrer un homme merveilleux et après une brève cour, elle m'a annoncé un soir qu'elle allait se marier. En tant qu'amie proche d'elle, j'ai été invitée au mariage et ce fut tout simplement une belle soirée. Après leur lune de miel, les choses allaient encore bien entre eux mais j'ai commencé à remarquer qu'elle avait l'air un peu plus maussade et triste. Lorsque je lui ai demandé lors d'une de nos sorties ce qui se passait, elle m'a annoncé qu'elle et son mari se séparaient. J'étais choqué. À ce stade, j'avais déjà une relation forte avec le Seigneur et j'étais abasourdi parce que je savais que ces deux-là étaient faits pour être ensemble. Ils n'étaient pas non plus mariés depuis longtemps et elle était prête à jeter l'éponge proverbiale sans trop de raison, sans avoir eu de conseil, sans grand-chose. J'ai essayé de lui parler, de la raisonner et de l'encourager à consulter un conseiller conjugal, à parler, etc., mais elle n'était pas ouverte à tout cela.

Qu'est ce que je dis? La manifestation de son rêve s'est produite, mais cela a demandé un peu de travail (comme tous les mariages) et cela avait donc l'air différent de ce qu'elle avait pensé et elle a donc décidé de s'éloigner.

S'éloigner peut être difficile

Beaucoup de gens diront que s'en tenir à quelque chose est un défi, mais j'ai une nouvelle pour vous : s'éloigner est parfois encore plus difficile. Quand nous nous éloignons, nous disons qu'il n'y a aucune chance que cette chose puisse jamais être récupérée et j'ai fini d'essayer de la récupérer. Lorsque nous partons, nous disons que nous avons déjà compté sur Dieu et qu'il n'y a rien qui puisse être fait pour aider. C'est vrai dans les cas les plus rares.

Ce concept de persévérance peut être appliqué dans tous les cas de la vie auxquels nous sommes confrontés, des relations à l'argent et tout le reste. Prenant un instant l'exemple d'un mariage, nous sommes appelés non seulement à aimer, mais aussi à chérir, à écouter, à prier les uns pour les autres, à ne pas garder trace des torts, à nous soutenir mutuellement (même quand c'est gênant) et bien plus encore. Un livre fantastique de l'auteur Gary Thomas intitulé Cherish, décrit magnifiquement ce concept et le livre nous enseigne pourquoi et comment chérir nos conjoints pour le type de mariage le plus solide que nous puissions espérer avoir. Nous n'étions jamais censés nous marier uniquement avec vous et votre conjoint - c'est effectivement une union entre vous, votre conjoint et Jésus. Pourquoi? Parce que Jésus est là en Esprit pour vous aider à avoir de la patience, de la compréhension, pour vous aider lorsque vous ou votre conjoint trébuchez, et plus encore.

Un autre exemple est lorsque nous traitons d'argent et de finances. Nous sommes tous appelés à payer la dîme et à fournir des offrandes de 10 %. Certains diront qu'il s'agit d'un ancien concept de Testament et qu'il n'est plus utilisé aujourd'hui. S'il vous plaît essayez-le et voyez les effets de ce que le don apporte dans votre vie. Voyez le bien que fait l'argent que vous donnez et voyez si Dieu ne vous bénira pas à son tour.

Prenons l'exemple de votre travail ou de votre carrière. Vous pouvez être frustré que la promotion prenne tellement plus de temps que vous ne pouvez l'imaginer ou que vous soyez retenu ou que vous fassiez tout ce que vous pouvez pour montrer à quel point vous êtes un employé dévoué, mais la promotion n'a pas encore eu lieu. Vous pourriez être tenté de vous éloigner. Vous pouvez être appelé à partir, mais pourquoi ne pas poser cette question à Dieu d'abord et voir ce qu'Il dit dans votre âme. Il sera en mesure de vous dire si vous éloigner est la bonne chose à faire ou si vous devez vous y tenir et vous pourrez en avoir une idée.

Une dame que je connaissais était de plus en plus frustrée que la promotion qu'elle pensait être censée obtenir n'arrivait pas. Elle a commencé à me plaindre qu'elle attendait la promotion depuis des années et qu'elle sentait que Dieu la conduisait à rester là où elle était et à ne pas se décourager. Lorsque j'ai essayé de l'aider et de la parler de tout cela, elle m'a dit qu'elle attendait depuis plus de six ans sa promotion. J'ai senti que quelque chose n'allait pas. Quand j'ai sondé un peu, elle m'a expliqué qu'elle avait commencé dans l'entreprise cinq ans et demi auparavant. Je lui ai rappelé que peu de gens obtiennent une promotion après avoir été dans une entreprise pendant six mois. Lorsque nous avons commencé à parler des choses, elle a également admis qu'elle avait été moins que professionnelle envers son patron à quelques reprises et j'ai dû lui rappeler gentiment que les gens qui parlent à leur patron de cette façon ne peuvent peut-être pas s'attendre à une promotion. Alors que nous prenions du recul et regardons les choses d'un point de vue plus holistique, global et réaliste, elle a commencé à voir à quel point les petites actions et mesures qu'elle pourrait prendre conduiraient à de meilleures évaluations de performance et, finalement, à la promotion qu'elle souhaitait.

Qu'est ce que je dis? Lorsque vous envisagez de vous éloigner de quelque chose, vérifiez auprès de Dieu pour voir ce qu'Il dit de votre situation. Demandez-Lui et laissez-Le vous montrer la réalité de la situation ou des situations, avant de faire quoi que ce soit. Nous ne voyons peut-être pas tout comme il faut et nous avons peut-être besoin d'une perspective supplémentaire sur des choses qui ne peuvent être réalisées que lorsque nous nous adressons au plus grand Esprit du monde.

Comment avoir la force

Toute personne en relation avec quelqu'un à un moment donné doit avoir l'état d'esprit de <<Je vais m'en tenir à ça même si c'est difficile>>. C'est une chose généralement sage, pas souvent facile à faire. Alors, comment avons-nous (humains imparfaits comme nous le sommes) la force d'endurer ? Nous comptons sur Christ.

Une partie de ce que Christ fournit :

✓ la force
✓ la paix
✓ l'amour
✓ une compréhension plus globale de votre situation spécifique
✓ un rappel de qui vous êtes en Lui
✓ l'aperçu
✓ la compréhension
✓ la confort
✓ la sagesse
✓ un chemin
✓ une vue d'ensemble de ce à quoi les autres sont confrontés
✓ une occasion de se repentir de ses propres méfaits

Lorsque nous comptons sur Christ, par le Saint-Esprit, nous avons la chance d'avoir la plus Haute Puissance du monde dans notre coin qui nous aide, mène nos batailles, nous aide à avoir la force de supporter tout ce dont nous avons besoin. C'est pourquoi lorsque nous nous marions (la plus grande union telle qu'est instituée par Dieu) nous nous présentons à l'autel de Dieu et nous demandons au Pasteur de nous unir en union avec cette personne et avec Dieu, car Il est et sera toujours dans l'union avec nous, nous aidant à traverser toutes les difficultés que nous rencontrerons jamais. Nous n'étions jamais censés gérer l'union avec nos conjoints comme juste nous deux.

Nous n'étions jamais censés gérer l'union avec nos conjoints comme juste nous deux.

Ainsi, lorsque vous vous lancez dans cette union appelée mariage ou dans n'importe quelle entreprise, le fait est que peu importe à quelle étape vous vous trouvez, vous êtes appelés (nous sommes tous appelés) à avoir cette union avec Jésus au centre, opérant en nous à travers le Saint-Esprit.

Comment? Permettez-moi d'illustrer.

Disons qu'aujourd'hui vous avez une dispute ou un malentendu avec votre conjoint et que vous quittez la maison en vous sentant en colère ou incompris. Parfois, nous ne comprenons pas pourquoi notre conjoint agit comme il ou elle le fait et nous avons parfois besoin de force pour comprendre, être patient ou patiente, prendre du recul pour un moment et plus encore. C'est Dieu qui nous donne cette compréhension, cette patience, cette perspective et plus encore. C'est Lui qui nous donne tout ce dont nous aurons besoin pour que nos mariages soient sains et réussis, non seulement le jour de votre mariage, mais dans le futur.

Une dame que je servais régulièrement mangeait plus tôt dans la soirée sans attendre que son mari rentre à la maison. Elle mangerait, finirait son repas et lui réserverait son repas. Elle ne lui a pas demandé si cela le dérangeait de quelque manière que ce soit ou s'il préférerait qu'elle l'attende pour le souper et peut-être prendre une collation saine en attendant. Je l'ai encouragée à prier à ce sujet et à rechercher le Saint-Esprit pour voir si elle aurait peut-être dû attendre que son mari mange avec lui. Elle s'est conformée et a prié à ce sujet. Elle en a parlé avec son mari, lui demandant ouvertement s'il n'aimait pas qu'elle mange régulièrement sans lui et il a dit qu'il se sentait soulagé qu'elle lui pose la question parce que oui, en fait, il préférerait vraiment souper avec sa femme quand il rentrait à la maison et aurait vraiment apprécié qu'elle prenne une petite collation en attendant de manger son souper complet avec lui. Elle était très surprise qu'il se sente ainsi et donc à cause de son amour pour lui, elle a décidé qu'elle l'attendrait pour qu'ils puissent souper ensemble.

Nous ne réalisons peut-être même pas les choses qui peuvent être ou sont dans l'esprit et le cœur de nos conjoints, mais il est si important de s'assurer que nous prions pour la sagesse du Saint-Esprit et que nous vérifions avec nos conjoints, même sur ces choses que nous pensons évidentes et que nous pouvons tenir pour acquises.

Qu'est-ce que cela a à voir avec un livre sur la mentalité de prospérité ou l'abondance ? Beaucoup! Si vous voulez avoir l'abondance et la prospérité, vous êtes fortement encouragés à inclure Jésus dans chaque partie de votre vie, car nous avons tous besoin de cette aide et de ce soutien.

L'Écriture suivante nous aide à nous rappeler l'invitation à s'appuyer sur le Christ et que sa personnalité est à la fois douce et humble :

28 « Venez à moi, vous tous qui êtes fatigués et chargés,
et je vous donnerai du repos. 29 Prenez mon joug sur vous
et apprenez de moi, car je suis doux et humble de cœur, et
vous trouverez du repos pour vos âmes. 30 Car mon joug est
doux et mon fardeau est léger. (Matthieu 11:28-30)

Chapter 2

J'ai prié.... et maintenant ? Qu'est-ce que Manifester?

Que signifie manifester ? Dans le contexte de Christ, cela signifie apporter quelque chose sur terre qui existe déjà dans le Royaume de Dieu. Cela signifie être capable d'en voir la preuve sur terre, sous une forme physique et tangible. Vous voyez, selon l'Ecriture, toute bonne chose nous a été donnée. Lorsque Jésus est mort sur la croix au Calvaire, chaque bonne chose nous a déjà été donnée, nous ne demandons donc pas à Dieu de nous les donner - toute bonne chose a déjà été fournie. Cela change la façon dont vous devriez prier. Vous ne priez pas pour recevoir ces choses. Vous les avez déjà. Vous les appelez simplement à être présents dans le sens physique (c'est l'étape de manifestation).

C'est pourquoi je dis que l'état d'esprit d'abondance commence avec vous parce que c'est votre état d'esprit et votre façon de penser et de croire, qui vous disent que tout ce dont vous avez besoin est à votre disposition et que Dieu a déjà fait le travail de pourvoir. Maintenant qu'il est fourni, vous devez le voir (le manifester) dans la vraie vie. En d'autres termes, supposez qu'il vous appartient déjà parce que c'est en fait le cas.

Parlez comme si c'était fait. Marchez comme si c'était fait. Bougez comme si c'était fait. Pensez comme si c'était fait.

Lorsque vous priez pour quelque chose qui est dans la volonté de Dieu, sachez que cela existe dans le Royaume de Dieu et que ce n'est qu'une question de temps avant que vous ne le voyiez dans le sens physique. Et oui, il y a des actions que vous devez entreprendre dans le domaine physique afin de voir cette chose (ou ces choses) se manifester dans le domaine physique. Par exemple, la Bible nous dit clairement que vous devez travailler afin d'obtenir l'abondance financière, (Proverbes 10:4) "**Les mains paresseuses font la pauvreté, mais les mains diligentes apportent la richesse.**" Cela signifie que vous devez sortir et travailler si vous le pouvez - que ce soit pour une entreprise en tant qu'entrepreneur ou avoir votre propre entreprise, quelle qu'elle soit. Vous devez travailler pour que le Seigneur bénisse le travail et payez également vos dîmes. (Proverbes 12:24) " **Des mains diligentes domineront, mais la paresse se termine par le travail forcé.** "

Je parlais à un ami acteur à moi qui a dit qu'il se sentait chanceux parce qu'il travaille cinq jours par semaine la plupart des semaines alors que d'autres ne le font pas ou ont du mal à trouver du travail. Je lui ai demandé ce qu'il faisait différemment pour travailler cinq jours par semaine dans un métier qu'il adore. Il a dit qu'il bousculait et qu'il allait chercher du travail, il n'attendait pas simplement que ça vienne à lui. Il appelle, envoie des e-mails et envoie régulièrement des SMS à ses agents intérimaires, s'assurant que son nom est en tête de leurs pensées et qu'ils savent qu'il est disponible pour travailler. Cet homme a pris la décision qu'être à la télé ou dans les films est son appel de Dieu et en tant que tel, il y met ses efforts de manière consistante. Donc, il bouscule, il réseaute, il s'efforce et il travaille très dur pour s'assurer qu'il est réservé pour les rôles qui lui conviennent. Il communique constamment avec les décideurs sur le terrain pour s'assurer qu'il est vu, il communique sa disponibilité, il communique qu'il est prêt pour le rôle et il travaille. En conséquence, Dieu a richement béni les œuvres de ses mains, car il m'a dit qu'il vivait très sainement de son travail d'acteur. Bien pour lui!

Les œuvres de vos mains

Continuons un instant sur le sujet de la bénédiction des œuvres de vos mains. Tout le monde est appelé à faire quelque chose de grand, et grand peut être dans n'importe quel domaine : politique, éducation, danse, ingénierie et sciences, mathématiques, langues, et la liste s'allonge encore et encore. Vous savez ou vous avez peut-être une idée des compétences que vous avez en vous et pour chacune de ces compétences, c'est une merveilleuse bénédiction de savoir que vous avez la capacité de vivre de ce travail, pour votre bénéfice et celui de ceux autour de vous.

Par exemple, vous pourriez être un grand chef - vous avez reçu le grand cadeau de créer certains des plats les plus délicieux et les plus innovants au monde et votre vocation pourrait être de l'utiliser pour être un grand cuisinier dans un restaurant, tandis qu'une autre personne est un dentiste doué et peut faire des merveilles pour les besoins dentaires de tous ceux qui ont la chance d'être dans son fauteuil dentaire. Alternativement, vous pouvez être un grand chef et votre vocation est de faire de la cuisine à courte terme tandis qu'une autre vocation d'un autre chef est de développer une nouvelle pâtisserie et un marché qui, en tant qu'aliment surgelé ou une autre option, est d'être chef dans un restaurant haut de gamme très fréquenté dans certains partie du monde. Nous n'avons pas tous la même vocation ni les mêmes parcours car nous n'avons pas tous été créés avec exactement les mêmes dons (et c'est tant mieux car nous avons tous des talents que nous pouvons faire valoir). Une autre façon de le dire est que nous avons chacun notre propre vocation et nous sommes totalement uniques en cela - vous pouvez très bien être la seule personne au monde qui peut apporter ce cadeau particulier au monde et rendre le monde meilleur avec votre vocation particulière et vos dons.

> L'astuce consiste à déchiffrer, à travers votre relation avec Jésus et avec le Saint-Esprit, où se trouvent vos dons particuliers et de voir comment Dieu veut que vous utilisiez ces dons.

Dieu veut vous communiquer où se trouvent vos dons - Il n'essaie pas de garder cela secret, alors vous seriez sage et feriez bien de Lui poser des questions à leur sujet et de Le laisser vous les révéler de Sa manière ou de Ses manières particulières. Il peut vous le communiquer en mettant ce feu à l'intérieur de vous, en vous offrant l'opportunité, en vous apportant quelqu'un qui vous encourage à faire exactement cela, en vous ouvrant les portes d'une éducation qui vous forme aux compétences dont vous aurez besoin , etc.

Je tiens également à souligner que vous pouvez très bien avoir plus d'un don. Beaucoup de gens ont un certain nombre de cadeaux merveilleux et impressionnants et ils sont donc censés faire plus d'une chose. Je connaissais un homme qui a passé les 40 premières années de sa carrière à être entrepreneur général, puis s'est rendu compte qu'il avait aussi le don de faire rire les gens, alors il a décidé de passer ses prochaines années en tant que comédien sur scène.

Donc, ce que je dis, mon lecteur, c'est que vous devez demander à Dieu où se trouvent vos dons et comment vous devriez utiliser ces dons pour L'honorer. Il sera également Celui qui ouvrira toutes les bonnes portes dont vous avez besoin pour faire bouger les choses.

Je vais prendre ici l'exemple d'un de mes amis qui a ressenti la vocation d'être policier. Sa famille n'était pas enthousiaste à l'idée pour la même raison commune que de nombreux membres de familles ne le feraient pas : elle mettrait sa vie en jeu chaque jour. Ses proches ne sauraient pas si elle rentrerait vivante à la fin de chaque journée.

Pourtant, elle ressentait très fortement l'appel et elle savait que c'était là qu'elle devait être. Parmi les autres défis auxquels elle était confrontée, elle a également partagé avec moi qu'elle n'avait pas l'argent pour payer la scolarité ou la formation requise, elle était donc perdue. Elle a décidé de "se tenir tranquille et de savoir qu'Il est Dieu" (Psaume 46:10) et lentement mais sûrement, un par un, les pièces ont commencé à s'assembler et non seulement les fonds se sont réunis pour qu'elle puisse payer la formation, mais sa famille a rencontré certains des membres de la famille de ceux qui étaient dans la force et ont commencé à découvrir des moyens de se sentir plus à l'aise avec l'idée de sa nouvelle carrière. Avance rapide quelques années plus tard et elle est maintenant sergent général dans la force et elle est aussi amoureuse que possible de son travail.

Plus d'un

Je veux qu'il soit clair ici que nous pouvons certainement chacun avoir plus d'un appel. Une personne peut être un médecin doué, une comédienne, un chef talentueux, un enseignant, une mère, une aide-soignante, un avocat et plus encore et il n'y a rien de mal à faire toutes ces choses en même temps ou à des moments différents, selon la façon dont Dieu vous conduit. Il vous indiquera comment, quand et où il veut que vous fassiez chacune de ces choses et de manière à l'honorer. J'étais dans un club de comédie un soir et j'appréciais les styles comiques d'un brillant comédien. Alors qu'il était au milieu de son set, quelqu'un du public a crié <<c'est mon ancien professeur de mathématiques.>> L'humoriste a un peu rougi sur scène puis a partagé avec la foule qu'il était aussi enseignant, pompier volontaire et portait quelques autres casquettes. J'ai trouvé cela inspirant et étonnant que cet homme porte tant de chapeaux et serve toutes les différentes parties de sa personnalité et remplisse les domaines de sa vie où il se sentait appelé.

J'avais l'habitude d'être très surpris quand Dieu m'a révélé qu'il avait plus d'un endroit et métier auquel Il m'appelait. Je pense que cela vient du fait que j'ai vu mes parents exercer une profession pendant toute leur vie professionnelle et j'ai donc supposé que si vous faisiez une chose, ce serait tout ce que vous feriez ou feriez pour le reste de votre vie professionnelle. Ce n'est pas toujours le cas.

Si Dieu vous a apporté plus d'un appel, tant mieux. Embrasse-le ou embrassez-les! Il vous a donné les compétences nécessaires pour faire plus d'une chose et c'est une bénédiction. Une dame que je connais avait toujours pensé qu'être mère et femme au foyer était sa vocation dans la vie et pendant qu'elle le faisait, elle me disait à quel point elle était heureuse et reconnaissante de le faire chaque jour. Jusqu'au jour où les circonstances ont changé et son mari très doux lui a fait savoir gentiment qu'un peu plus d'argent était nécessaire pour les finances de la famille. Il a respecté le fait qu'elle aimait être une mère au foyer et lui a dit que si c'était ce qu'elle voulait continuer à faire à plein temps et seulement ça, ce serait bien mais qu'ils auraient besoin de faire quelques ajustements. Je lui ai conseillé de prier à ce sujet et elle l'a fait, demandant au Seigneur de lui révéler des choses à travers moi. Dieu a dit très clairement qu'elle pouvait facilement faire du travail à temps partiel en créant des cartes de vœux et des souvenirs (elle avait le don de les faire) et qu'elle pouvait créer une petite entreprise à domicile. Je lui en ai parlé et elle a accepté mais elle ne savait pas par où commencer. Je lui ai conseillé de commencer par la première étape et de la prendre un jour à la fois, et de ne pas s'inquiéter de voir tout l'escalier proverbial. Elle est allée acheter des fournitures en gros et j'ai regardé petit à petit, les vieilles astuces pour créer de superbes cartes de vœux que sa grand-mère lui avait enseignées lorsqu'elle était enfant lui sont revenues et elle a commencé à fabriquer ces cartes de vœux avec les fournitures qu'elle venait d'acheter. Elle a commencé à travailler dans cette entreprise pendant ses heures creuses, lorsque les enfants étaient à l'école, lorsque d'autres corvées étaient effectuées et le week-end lorsque ses parents ou ses beaux-parents emmenaient les enfants pendant quelques heures. Elle a commencé à créer les plus belles cartes de vœux de très bonne qualité, a embauché une personne pour l'aider à créer un site Web à travers lequel elle pourrait vendre ses cartes et ses souvenirs et avec de simples stratégies de médias sociaux, elle a commencé à faire connaître ses produits. Les commandes ont commencé à arriver et elle était tellement ravie. Elle passait un bon moment à les faire, avait l'impression d'honorer sa grand-mère avec le talent ainsi qu' honorer les dons que le Seigneur avait mis en elle, et se sentait soulagée et heureuse qu'elle commence à contribuer au revenu familial avec les revenus. Elle m'a dit qu'elle ne s'était jamais attendue à gagner de l'argent avec cette compétence qu'elle avait apprise dans son enfance, mais que cette poussée de Dieu était ce dont elle avait besoin pour se lancer dans cette merveilleuse entreprise.

En somme, Dieu ouvrira la voie pour que les choses se passent pour vous et pour les rassembler d'une manière que vous ne seriez pas en mesure de faire vous-mêmes. Il est le Dieu qui nous ouvre les portes, nous permettant de faire Sa volonté. Nous devons faire ce que nous pouvons ici sur terre, puis le laisser prendre le relais et faire ce que nous ne pouvons pas faire.

> Nous devons faire ce que nous pouvons, puis Le laisser faire ce que nous ne pouvons pas.

Nos attentes

Je me suis rendu compte que nos attentes ont également un grand rôle à jouer lorsqu'il s'agit de savoir comment et quand nous pensons voir quelque chose se manifester. J'en ai fait moi-même l'expérience lorsque je pensais que quelque chose allait mettre beaucoup plus de temps à apparaître et que je ne prêtais donc pas suffisamment attention ou que je ne faisais pas très attention, de sorte que lorsqu'il est apparu, je l'ai laissé glisser entre mes doigts. Quand les gens disent « le moment de Dieu », nous pouvons immédiatement avoir l'idée que le moment de Dieu signifie bien plus tard et pas pour le moment. Cela peut signifier cela, mais un des problèmes avec cette ligne de pensée est que lorsque nous pensons que quelque chose ne se produira pas bientôt, nous avons tendance à ne pas y prêter beaucoup d'attention (comme je l'ai fait). Ne pas y prêter beaucoup d'attention signifie généralement que nous n'y pensons pas beaucoup et qu'on peut donc le manquer lorsqu'il apparaît. Le malheur à ce sujet est que lorsque vous ratez l'occasion, elle peut ne pas se reproduire trop rapidement, et nous sommes alors confrontés à la situation malheureuse où nous devrons attendre à nouveau et cette fois, garder les yeux ouverts.

Le fait est que vous recevez dans la même mesure que vous attendez. Si vous vous attendez à ce que quelque chose prenne 5 ans pour se produire, cela se produira. Si vous vous attendez à ce que cela prenne 1 semaine, ce sera probablement le cas.

Si vous pensez à vous-même <<Christine, je ne crois pas que je rencontrerai jamais la bonne personne. C'est trop dur, sortir ensemble craint, elle n'est tout simplement pas là-bas>> ou <<Il n'est tout simplement pas là-bas.>> Eh bien, vous avez déjà perdu la moitié de la bataille. Elle est là-bas ou il est là-bas et vous devez demander à Dieu comment vous allez rencontrer cette personne, quand et ce qu'Il veut que vous sachiez à ce sujet. Maintenant, cela peut signifier sortir ensemble, mais ce n'est peut-être pas le cas. Je connais plusieurs qui ne sont même pas vraiment sortis avec leur personne dirigée par Dieu, mais qui se sont retrouvés avec celle que Dieu leur avait destinée sans sortir ensemble parce que les circonstances l'exigeaient. Pour illustrer, les parents d'un de mes amis se sont rencontrés, ont eu leur premier rendez-vous et se sont mariés tout en 6 mois et ils sont mariés depuis plus de 40 ans.

Cela ne se passe pas toujours de la même manière pour tout le monde, et ce n'est pas parce que tout le monde le fait d'une manière que cela signifie nécessairement que c'est la bonne manière ou la seule manière correcte. Comment puis-je savoir quelle est la bonne voie pour moi? Demandez à Dieu et laissez ensuite le Saint-Esprit parler à votre cœur. Pour plus d'informations à ce sujet, n'hésitez pas à me contacter via mon site Web à DrChristineTopjian.com. J'ai aidé un certain nombre de personnes à comprendre la volonté de Dieu pour eux parce que c'est l'un de mes dons du Seigneur.

Chapter 3

Le Saint-Esprit : notre Ami, notre Confidant, notre Aide

Le Saint-Esprit est là pour être notre Ami, notre Confidant, notre Aide et notre Guide à chaque étape. Dieu a placé le Saint-Esprit vivant en nous afin que nous ayons notre guide et que nous puissions connaître avec confiance chaque étape. Maintenant, vous n'avez pas besoin de voir tout l'escalier pour faire le premier pas.

Ce visuel particulier s'est avéré très utile pour moi et pour beaucoup d'autres :

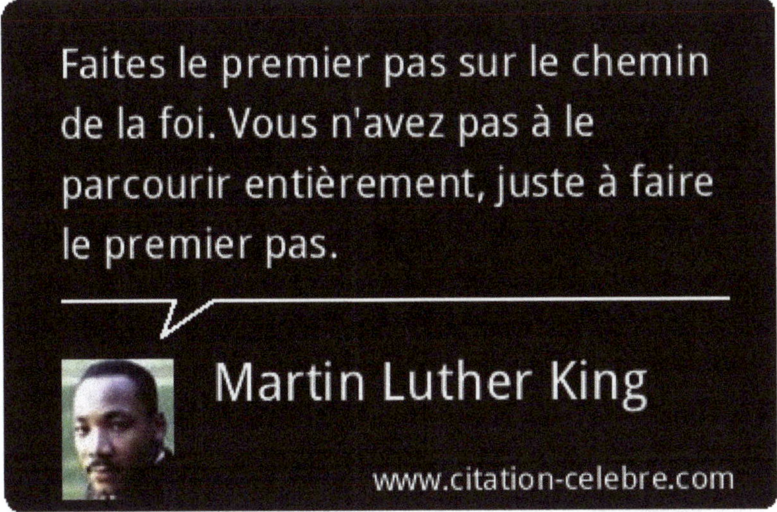

Faites le premier pas sur le chemin de la foi. Vous n'avez pas à le parcourir entièrement, juste à faire le premier pas.
Martin Luther King
www.citation-celebre.com

Qu'est-ce que ça veut dire?

En termes simples, cela signifie qu'il y a un escalier complet qui est tout notre chemin qui mène à notre but. En raison de toutes les marches, cela signifie qu'il y a beaucoup de choses que nous devons faire pour atteindre notre objectif et expérimenter ce que chaque marche de l'escalier contient. Cela est vrai pour tous les types d'objectifs car pour tout, il y a un processus. **Faire chaque pas sans être conscient du suivant ou de ce que le suivant tiendra est une question de foi.** Nous ne savons pas ce qu'il y aura mais nous devons avoir la foi et nous devons demander au Saint-Esprit de guider chacun de nos pas. Le Saint-Esprit vous montrera chaque pas à faire, quand le faire et comment le faire. Il est notre Guide. Parce que nous ne savons pas ce qui nous attend ensuite, nous comptons sur le caractère de Dieu pour nous aider et pour nous guider et nous comptons sur le bon caractère de Dieu. C'est ce que nous appelons la foi aveugle.

Je sais aussi que grâce à notre relation étroite avec le Christ et aux inspirations du Saint-Esprit, nous sommes guidés pour faire toutes les bonnes choses - mais si nous ne les faisons pas réellement, si nous ne prenons pas réellement les mesures et ne faisons ce que Dieu nous dit de faire dans le laps de temps et de la manière qu'Il nous guide, nous continuerons à passer à côté du meilleur de Dieu et de Sa provision pour nos vies idéales. Ce sont des concepts si importants parce qu'en réalité, ils nous disent à quel point Dieu nous aime, comment Il veut le meilleur pour nous et comment nous pouvons nous tenir à notre manière.

Le meilleur exemple de cela que j'ai est d'un de mes amis. Il avait une amie dont il était complètement amoureux. J'ai reçu une vision un après-midi qu'il était, en fait, destiné à se marier avec elle. Elle était l'amour de sa vie - elle n'avait tout simplement pas encore compris ce fait et il n'était pas encore assez proche de Dieu pour comprendre que c'était en fait la volonté de Dieu pour leurs deux vies qu'ils s'épousent. J'avais reçu des indications claires que je devais aller sur son lieu de travail (il travaillait seul donc il faisait son propre horaire) et lui en parler, gentiment. J'ai été chargé de le guider vers une relation avec Jésus et le Saint-Esprit et de commencer à faire ce premier pas.

J'ai fait ça. Ce n'était pas facile.

Nous avons eu une profonde conversation dans son bureau au travail et il m'a avoué qu'il était, en fait, secrètement amoureux d'elle. J'étais abasourdi de ne pas l'avoir vu plus tôt mais le recul est de 20/20 et les révélations du Saint-Esprit sont également parfaites.

La femme en question était une femme de foi et il m'a amis qu'il ne connaissait pas grand-chose à ce sujet, mais je me souviens de mes paroles : commencez votre propre voyage de foi, parlez à Dieu et commencez à lire la Bible en prévision du moment où elle réalisera les choses et qu'elle se présentera. Je lui ai dit : "Tu n'as pas besoin de voir tout l'escalier... fais juste les premiers pas."

Il l'a fait. Il a fait les premiers pas et il a commencé à prier, à lire la Bible et il a commencé son chemin de foi. Je suis heureuse d'annoncer que quelques mois plus tard, sa meilleure amie s'est rendu compte qu'elle était amoureuse de lui et aujourd'hui, ils sont mariés et ont des enfants.

Qu'est ce que je dis?

Faites comme cet homme et faites les premiers pas... ils vous mèneront au mieux car c'est la volonté de Dieu pour vous : le meilleur.

Donc, à l'avenir, nous devons tous être vigilants et garder les yeux ouverts aux incitations du Saint-Esprit car nous devons savoir que la manifestation et l'accomplissement de notre prière peuvent se produire à tout moment et si vous le manquez, vous pourriez retourner à la planche à dessin et recommencer.

En fait, tout dans la vie en Christ est juste comme ça - nous manifestons au rythme que nous croyons devoir être.

Le Saint-Esprit Qui Guide

Un de mes amis essayait d'entrer dans un collège d'enseignants. Il croyait qu'il devrait attendre des mois et des mois avant d'obtenir un mot accusant réception de sa candidature. Je lui ai suggéré à travers les inspirations du Saint-Esprit que cela n'a pas à prendre autant de temps et en fait, il peut même choisir une école qui a une admission continue. Il a donné suite à la suggestion et bien sûr, pas 2 mois plus tard, il a commencé l'apprentissage au collège des enseignants. Aujourd'hui, il enseigne depuis plus de 14 ans. Voyez-vous, s'il avait cru que c'était si difficile, qu'il faudrait des mois pour entendre en retour, qu'il n'y avait pas d'autre moyen que cela puisse arriver que la façon dont il pensait, et n'ayant pas écouté les incitations que je lui ai conseillées par le biais du Saint Esprit, il se serait retenu d'essayer, d'espérer, de postuler. Au lieu de cela, il a écouté et suivi ma suggestion et s'est retrouvé à l'école à peine deux mois plus tard.

Une autre fille que je connaissais cherchait à tomber enceinte. Elle voulait vraiment un bébé mais a découvert qu'elle et son mari étaient aux prises avec des problèmes d'infertilité qu'elle n'avait pas connus auparavant. Elle avait l'impression qu'elle n'allait jamais tomber enceinte. Mois après mois (et surtout durant la Fête des mères), sa réaction à l'absence d'un bébé était difficile à voir. Elle avait vraiment du mal à s'en sortir. Je lui ai dit la même chose que je vous dis aujourd'hui : attendez-le, parlez comme si vous l'aviez et regardez-le se manifester. Je lui ai dit que j'allais bientôt l'aider avec son bébé et qu'elle allait vraiment aimer être maman. Effectivement, environ 6 mois plus tard, la mère porteuse qu'elle avait choisie a annoncé qu'elle était enceinte et 9 mois plus tard, elle avait des jumeaux heureux et en bonne santé !

Sari était une jeune femme qui avait soif d'amour. Elle le voulait vraiment et elle m'a toujours dit à quel point elle croyait au véritable amour. Je lui ai dit que j'étais d'accord avec elle sur le véritable amour et je savais, par ma propre foi et mes prières, que Dieu la conduisait vers un homme spécifique. J'ai doucement commencé à guider Sari vers la possibilité de cet homme et que cet homme valait peut-être la peine qu'elle prenne le temps de lui donner un autre regard, puisqu'il était déjà dans sa vie. Elle ne l'entendait pas. Elle ne voulait pas en faire partie. Au lieu de cela, elle a décidé d'aller en ligne et de commencer à essayer de rencontrer des hommes via une application de rencontres. Je savais dans tout mon être qu'elle perdait du temps, que l'homme pour elle était celui vers qui je l'avais guidée à cause des incitations du Saint-Esprit, mais elle ne voulait pas accepter cela. Je lui ai de nouveau rappelé de voir les choses différemment, de regarder à quel point cet homme l'avait traitée au fil des ans et que même s'il n'était pas exactement ce à quoi elle pensait que son futur mari ressemblait, qu'il était l'homme qu'il lui fallait. Aujourd'hui, Sari est célibataire et continue d'écumer les sites de rencontre.

Restez dans la foi....priez pour cela, prêtez attention aux inspirations du Saint-Esprit pour voir ce que vous devez faire pour que cela se produise.....et laissez-le se manifester....ne vous gênez pas ! Vous ne voyez peut-être pas de chemin, mais Dieu a un chemin.

Un autre exemple que je vais donner est celui d'une autre femme que j'aidais à trouver l'amour de sa vie. Des membres de sa famille lui ont suggéré d'aller en ligne pour trouver son mari. En raison des inspirations du Saint-Esprit, je savais que ce n'était pas la bonne voie pour elle. J'ai suggéré une avenue différente et qu'elle regarde un peu plus près un homme particulier qui était dans son groupe d'église avec elle. Elle était totalement incrédule quant à son potentiel d'être "le seul" pour elle parce qu'il était plus jeune qu'elle et qu'elle n'avait jamais pensé à un homme plus jeune comme un potentiel romantique. Je l'ai exhortée à le regarder à nouveau et lui ai rappelé comment il avait été là pour elle pendant une période très difficile de sa vie et comment elle avait été extrêmement reconnaissante pour l'aide de cet homme pendant cette période difficile. Elle a finalement décidé de s'ouvrir à un avenir possible avec lui. Avance rapide environ 2 ans plus tard et elle m'a fait savoir qu'elle avait réalisé que Dieu la guidait constamment vers le même homme, le même que je lui avais dit de regarder de plus près. Aujourd'hui, ils sont mariés et ils sont les fiers parents de non pas un mais deux bébés heureux et en bonne santé.

Travailler dessus un peu chaque jour

Afin de voir les résultats que nous recherchons, nous devons prendre des mesures cohérentes et inspirées par le Saint-Esprit. La réalisation de nos rêves ne viendra pas d'actions sporadiques et incohérentes ici et là. Un peintre a besoin de peindre régulièrement pour devenir un grand peintre, un écrivain a besoin de pratiquer son métier un peu chaque jour et un chirurgien ne devient pas le meilleur en faisant une ou deux opérations. Au lieu de cela, nous devons agir un peu chaque jour, travailler vers l'excellence dans n'importe quel domaine dans lequel nous sommes et travailler pour identifier ce que nous faisons bien et où nous devons nous améliorer.

En tant que tel, Dieu nous fournit chaque jour, via des paroles de sagesse, des visions, de l'inspiration, de la motivation, des opportunités et bien plus encore. Lorsque nous lui demandons de nous montrer les actions et les étapes qui sont nécessaires chaque jour, il nous donne une liste de choses que nous devons faire quotidiennement afin de réaliser ce que nous devons réaliser. Faire le point avec lui chaque jour nous permet de recevoir ses conseils chaque jour et de savoir que nous respectons son programme pour accomplir des choses.

Ainsi, lorsque vous vous réveillez et que vous êtes sur le point de commencer votre journée, priez ce qui suit :

Seigneur, que voulez-Vous que je fasse aujourd'hui? Que faut-il faire, dans quel ordre, quand et comment, pour que j'accomplisse tout ce dont j'ai besoin? Veuillez me guider sur ce qui doit être fait et quand, pour que je fasse tout ce que je dois faire.

Priez cette prière simple et vous sentirez et ressentirez les coups de coude, sinon des instructions et des instructions complètes. Notez les sollicitations et ce que vous obtenez comme réponse.

Dans le cadre de mes études doctorales, j'ai dû prendre l'habitude de faire cela chaque matin, après mon temps calme et privilégié avec Jésus. Je devais écrire le travail de la journée et je devais m'assurer que je faisais chaque chose de la manière qu'Il guidait, quand Il guidait et comment Il guidait. Il était extrêmement important pour moi de m'assurer que je faisais chaque chose sur la liste parce que Dieu est très précis dans le temps et ne vous guidera pour faire quelque chose que lorsque le moment sera venu. Si vous ne le faites pas dans le temps prévu, vous manquerez de Son meilleur.

Vous voyez, Dieu est un Dieu d'ordre : les choses doivent être faites dans une certaine séquence organisée. Il a toujours une bonne raison pour que l'étape 1 soit cette étape et les autres suivantes. Alors, découvrez quelle est votre étape 1 et passez à cette étape.

Je vous suggère d'écrire chaque détail qu'Il vous donne parce que vous en aurez besoin comme une liste de tâches que vous pourrez simplement cocher au fur et à mesure ! Écrivez-le sur votre tablette, votre smartphone, votre journal, un morceau de papier, peu importe. Écrivez-le et faites-le.

Posez beaucoup de questions

Une autre chose très importante que j'ai apprise grâce à mon programme de doctorat est de poser de nombreuses questions d'approfondissement. Dieu vous le dira si vous le Lui demandez. Si vous ne demandez pas, il y a de fortes chances que l'Esprit-Saint ne vous le dise pas et vous verrez plus tard comment ne pas avoir eu cette information vous a vraiment désavantagé.

Alors, posez toutes les questions, demandez comment quelque chose doit être fait, demandez quand et où et pourquoi quelque chose doit être fait. Le Saint-Esprit répondra et vous guidera.

Ce ne sont là que quelques-uns des noms scripturaires du Saint-Esprit et dans quel livre Scripturaire ceux-ci peuvent être trouvés :

1. Souffle du Tout-Puissant (Job 33:4)
2. Conseiller et Consolateur (Jean 14 : 16, 26 ; 15 : 26 et Romains 8 : 26)

3. Esprit de conseil (Ésaïe 11 : 2)
4. Esprit éternel (Hébreux 9:14)
5. Esprit Libre (Psaume 51:12)
6. Dieu (Actes 5:3-4)
7. Bon Esprit (Néhémie 9 :20 ; Psaume 143 :10)
8. Seigneur (2 Corinthiens 3:16-17)
9. Pouvoir du Très-Haut (Luc 1:35)
10. Esprit de Christ (Romains 8 :9, 1 Pierre 1 :11)
11. Esprit de gloire (1 Pierre 4:14)
12. Esprit de Yahweh (Isaiah 11: 2, Isaiah 61: 1)
13. Esprit de grâce (Zacharie 12 :10, Hébreux 10 :29)
14. Esprit de connaissance (Ésaïe 11 : 2)
15. Esprit de Vérité (Jean 14:17, 15:26)
16. Esprit de Vie (Romains 8:2)
17. Esprit de compréhension (Ésaïe 11 : 2)

Comme nous pouvons le voir, le Saint-Esprit a de nombreuses fonctions et de nombreux rôles dans nos vies. Lorsque nous voyons et reconnaissons tout ce qu'Il nous donne, nous réalisons à quel point c'est un grand don que Dieu nous a fourni cet Esprit.

Il est également important de s'enregistrer et de voir si vous avez fait tout ce qui devait être fait. Si vous êtes comme moi, je peux certainement manquer certains détails en cours de route et j'ai appris à poser de plus amples questions plus approfondies et à obtenir plus d'informations !

Chapter 4

Foi et création

Demandez-vous ce que vous créez chaque jour avec vos mots et vos pensées.

Foi et création sont synonymes l'une de l'autre. En d'autres termes, lorsque nous avons la foi, nous créons littéralement - ou je devrais dire, co-créons, avec Dieu. Lorsque nous imaginons quelque chose, nous commençons à le co-créer. Lorsque nous parlons de quelque chose, nous commençons à le co-créer. C'est pourquoi tant de livres nous disent de garder nos pensées et nos paroles positives, car si nous passons du temps à penser à des choses négatives ou si nous prononçons des mots négatifs, nous créons littéralement du négatif dans nos vies. Nous invitons le négatif dans nos vies. Alors, autant que possible, gardez vos pensées et vos paroles positives. Même lorsque vous commencez à dire des choses négatives ou à avoir des pensées négatives, envisagez de changer vos pensées et vos mots en pensées positives. Voici quelques exemples de parler positivement de vous-même et de votre journée :

Négatif : Je ne l'apprendrai jamais. À quoi ça sert... Je n'y arriverai jamais.

Changer pour: Je suis un travail en cours et chaque jour, chaque heure, je m'améliore de plus en plus. Cela peut me prendre un peu de temps mais je vais y arriver.

Négatif : Je n'évoluerai jamais dans cette entreprise. Je vais toujours rester où je suis.

Changer pour : Je travaille sur l'apprentissage afin de m'améliorer et je peux être considéré pour une promotion avec cette entreprise. Je suis excité et je travaille dur pour cette promotion.

Négatif : J'ai échoué à un autre test. Je ne suis pas bon. Je suis stupide.

Remplacer par : Je vais faire un plan d'étude et en faire un peu chaque jour. Je peux peut-être envisager de faire appel à un tuteur ou à un pair tuteur ou même demander à quelqu'un que je connais de m'aider à expliquer cela. Je vais l'obtenir et je me félicite de ne pas abandonner. Je suis intelligent(e) et je n'abandonnerai pas.

Négatif : Tout le monde autour de moi avance dans la vie et je suis bloqué.

Remplacer par : Je suis heureux ou heureuse pour ceux qui m'entourent et mon heure arrive aussi. Je crois que les bonnes choses que Dieu a pour moi me poursuivent. Je prie pour que Dieu me montre les étapes que je dois suivre pour obtenir les choses qui me sont destinées.

Négatif : Mon mariage ne s'améliorera jamais. À quoi ça sert?!

Remplacez par : Nous travaillons sur la communication et nous recherchons des conseils pour être de meilleurs communicateurs, pour être plus honnêtes les uns avec les autres et pour travailler dur pour en faire un mariage rempli de chéri et centré sur le Christ.

Négatif : Le rapport médical est terrible et je ne vois aucun progrès.

Remplacer par : Le rapport médical n'a pas le dernier mot ; Dieu le fait et Il peut me guérir même si le rapport dit que les choses vont mal.

Négatif : Je vais échouer à ce test.

Changer pour : Je vais me consacrer à étudier pour ce test, puis lorsque j'aurai mes résultats, je vais revoir toutes les erreurs que j'ai commises pour m'améliorer et comprendre où je me suis trompé afin de préparer le prochain test.

Négatif : Je ne vaux rien.

Changez en : Je suis fait à la ressemblance de Dieu et Il m'aime tellement. Jésus a pensé et pense même aujourd'hui que je vaux la mort. Je suis un chef d'œuvre.

Négatif : Je ne me marierai jamais... c'est sans espoir.

Changez en : Je vais prier pour la volonté de Dieu pour moi en termes de mariage et je vais suivre tout ce qu'Il dit pour rencontrer et être avec mon âme sœur. Mon épouse divine de mes rêves est là-bas et attend de m'épouser.

Négatif: Tout est terrible et ne va pas s'améliorer.

Changez en : Les choses peuvent être difficiles maintenant, mais je vais prier à Jésus et laisser le Saint-Esprit me guider sur la façon dont je dois tout gérer et faire. Je vais me consacrer à faire ce que le Seigneur dit parce qu'Il m'aime et veut le meilleur pour moi.

Chers et chères lecteurs, les mots et les pensées que nous pensons sont essentiels à la qualité de vie que nous souhaitons avoir. Il y a beaucoup de négativité dans le monde et il y a de nombreux défis à surmonter, quels que soient vos rêves ou vos objectifs, mais c'est pourquoi nous avons les dons du Saint-Esprit et de Jésus. Nous devons développer la résilience afin de surmonter ces choses.

Je sais qu'il peut être difficile de garder vos paroles et vos pensées positives lorsque vous traversez des difficultés, mais c'est aussi là que votre autodiscipline et l'instillation de rappels pour vous-même peuvent être très bénéfiques et pratiques. Votre attitude à propos de quelque chose est si importante et nous pouvons voir le verre proverbial à moitié vide ou à moitié plein. Par exemple, si vous choisissez de voir les choses positivement et que vous voyez que vous avancez dans la bonne direction, vous pouvez vous en réjouir. Selon les mots de Mme Joyce Meyer, <<Vous n'êtes peut-être pas là où vous devez être, mais Dieu merci, vous n'êtes plus là où vous étiez.>>

Chaque pas en avant n'est que cela... un pas en avant et chaque chose que vous choisissez de voir positivement et comme une opportunité le sera.

Pourquoi mon Dieu... pourquoi?!?!?

Lors d'une conversation récente avec une amie, nous avons eu une discussion où elle a allégué que Dieu n'était pas juste et qu'elle devait cesser de croire en Lui. Je lui ai expliqué qu'il est important de prier et d'essayer de comprendre pourquoi les choses se passent comme elles se passent. J'ai aussi essayé de lui rappeler doucement et respectueusement que nous ne nous tournons pas toujours vers Dieu pour ce dont nous avons besoin avant d'en avoir besoin, donc quand les choses ne vont pas dans notre sens, nous ne pouvons pas alors le blâmer pour ce qui s'est passé.

C'est un point si important à souligner : Dieu croit en chacun de nous et aime chacun de nous plus que nous ne pouvons le comprendre. Il a envoyé son Fils unique, Jésus, pour mourir pour nous parce qu'Il nous aime tellement. Ainsi, lorsque nous disons que nous ne croyons pas en Dieu parce que le monde est tellement brisé ou qu'il a permis que ceci ou cela se produise, nous devons regarder un instant (juste un peu) nos propres actions. Nous sommes-nous déjà vraiment tournés vers Lui ? L'avons-nous jamais vraiment laissé entrer dans nos cœurs et Lui avons-nous demandé de nous parler ? Si oui, avons-nous pleinement et complètement obéi à ce envers Il nous a guidés ?

Nous avons chacun notre libre arbitre et lorsque nous choisissons de ne jamais aller vers Lui avec nos problèmes, de demander des conseils, de demander de la sagesse et plus encore, nous pouvons adopter la position que nous connaissons le mieux. Je dis cela aussi respectueusement que possible : nous ne savons pas mieux. Nous avons des esprits humains et nous ne pouvons voir que jusqu'à présent. Dieu sait tout, voit tout et est Omniscient et Omniprésent - ce qui signifie qu'Il sait tout et peut tout voir (y compris l'avenir).

Pour illustrer par un exemple, un couple de personnes âgées rêvait de créer sa propre entreprise. Ils voulaient ouvrir un café et vendre des pâtisseries, du café, etc. La femme avait reçu des années de compliments de la part de la famille et des amis sur ses pâtisseries et maintenant ils voulaient transformer ce cadeau en une véritable entreprise. Quand ils ont prié à ce sujet, Dieu les a amenés à ouvrir une boutique à un endroit proche de leur maison et leur a fait savoir que c'était l'endroit idéal et parfait pour le café. Ils ne savaient pas exactement pourquoi Il les guidait vers cet endroit, car même s'il était proche de leur maison, l'endroit était pas mal grand et coûtait plus cher qu'ils ne cherchaient à dépenser. La communication était claire, cependant : c'était Son emplacement idéal pour eux. Ainsi, avec une foi aveugle, ils se sont installés là où Il les a guidés.

Les affaires allaient très bien et fonctionnaient bien mais le couple ne comprenait toujours pas pourquoi c'était l'endroit idéal pour eux. Le loyer leur semblait assez élevé et il y avait beaucoup plus d'espace qu'ils ne pensaient en avoir besoin. Ensuite, le covid est arrivé.

En raison de l'espace supplémentaire et de l'aménagement du magasin, ils ont pu rouvrir beaucoup plus tôt que les autres cafés, car l'espace supplémentaire permettait une plus grande distanciation sociale. À l'époque où ils n'étaient autorisés qu'à faire des livraisons, leur entreprise est restée extrêmement stable en raison des clients du quartier qui leur commandaient continuellement, et en raison de leur emplacement, ils ont obtenu les allégements fiscaux du gouvernement qui les ont aidés à bien faire au lieu de simplement rester à flot. Le couple n'aurait pas pu joindre les deux bouts avec l'autre endroit qu'il envisageait d'ouvrir qui était plus petit simplement parce que le contexte et les restrictions d'ouverture autorisées pendant le covid auraient été complètement différents dans l'autre en droit et n'auraient pas permis les avantages ils appréciaient dans le plus grand emplacement.

Leur esprit humain ne pouvait pas voir ce qui allait arriver, mais Dieu l'a fait. C'est la confiance et c'est la sagesse de Dieu à l'œuvre et parce qu'ils ont obéi, leur entreprise est florissante aujourd'hui et ils se portent exceptionnellement bien.

Pourquoi vous ne le voyez pas encore dans le sens physique

Si vous ne le voyez pas encore dans le domaine physique, veuillez vérifier que vous ne vous gênez pas. Posez-vous les questions suivantes:

Croyez-vous que cela a déjà été accompli dans le sens donné par Dieu ?

Passez-vous du temps avec Dieu pour voir ce qu'Il vous dit à ce sujet ?

Faites-vous tout ce que vous savez que vous êtes censé faire ?

Faites-vous toutes les choses dans le laps de temps qu'Il vous guide à faire ?

Le remerciez-vous à l'avance et êtes-vous reconnaissant qu'Il vous a fourni les solutions ?

Si vous faites toutes les bonnes choses pour lesquelles vous êtes guidé, prenez courage et sachez que votre bénédiction est en route.

Ne vous contentez pas de suivre les autres

L'une des choses les plus importantes sur lesquelles je veux insister dans ce contexte est, s'il vous plaît, ne pensez pas que vous connaissez automatiquement la réponse à ce qui est nécessaire. Par exemple, beaucoup pensent que pour être le meilleur médecin, il faut aller dans telle ou telle école. Ou que pour trouver votre mari ou femme de nos jours, vous devez vous connecter et commencer des rencontres en ligne. Mais Dieu vous a-t-Il dit de faire cela ? Et si vous Lui demandiez et qu'Il vous dise de faire quelque chose de complètement différent parce qu'Il a une autre voie pour vous ? Si vous ne vous enregistrez pas avec l'Esprit le plus sage, vous manquerez sûrement de Son meilleur et de Sa voie pour vous.

C'est arrivé à une dame que je servais. Je l'appellerai Naya. Naya était très motivée pour trouver son mari et parce qu'elle savait que j'avais une relation avec Dieu, j'ai demandé à Dieu en son nom. Naya était très excitée de connaître la réponse. La réponse est venue et je savais exactement vers qui elle était guidée. Je lui ai dit et voici sa réponse : super ! Elle était déjà folle de lui alors elle était heureuse d'apprendre qu'il était le bon. En fait, même si elle s'était autoproclamée athée, elle avait su sans l'ombre d'un doute que cet homme était fait pour elle et que sa rencontre fortuite avec lui ne pouvait être orchestrée que par Dieu car elle savait qu'il n'y avait aucune autre explication possible sur la façon dont les choses se sont passées et sur la façon dont les événements et les horaires se sont alignés pour qu'elle l'ait rencontré. Je sentais que nous avancions très bien dans l'effort de la marier à cet homme. Au fil du temps, elle me parlait de ses manières, de ses paroles et plus encore. Elle était profondément amoureuse de lui et je semblais comprendre assez bien la façon dont cet homme fonctionnait, j'ai donc pu l'aider à disséquer ce qu'il disait et ce que cela signifiait.

Je me souviens qu'elle m'a dit à un moment <<Christine, c'est beaucoup de travail !>> et je lui ai dit que bien que je sois d'accord que cela s'avérait être beaucoup de travail parce qu'elle devait aussi prier pour lui, qu'elle devait continuer et garder le cap. Je lui ai dit que même si cet homme était la bonne personne pour elle, qu'il avait besoin de travail (ce qui n'est pas du tout une chose anormale) et que de nombreuses prières allaient être nécessaires pour transformer cet homme en homme de Dieu. Il aurait besoin de prières pour être prêt pour une relation aimante, engagée, monogame et centrée sur le Christ avec elle. Je lui ai dit qu'il avait besoin aussi d'un peu de temps. Elle a maintenu le cap pendant quelques mois puis, bien qu'elle ait vu de solides changements en lui à la suite de beaucoup de prières, elle a décidé qu'elle ne voulait pas maintenir le cap. Elle a décidé qu'elle ne voulait pas continuer à faire le travail qui allait éventuellement les amener à se marier et à avoir un mariage solide. Aujourd'hui, Naya est célibataire et m'a dit qu'elle finira par aller en ligne pour se trouver une épouse qui n'aurait pas besoin du travail qui est requis avec cet homme, même si elle savait dans son cœur qu'elle n'en aimerait jamais une autre comme celui-ci.

Chapter 5

Notre relation avec Dieu

Notre relation avec Dieu est la relation la plus importante que nous n'aurons jamais. Il nous a créés, Il nous soutient, et Il connaît et aime tout de nous, même les choses que nous pouvons avoir du mal à aimer chez nous.

Dieu attend toujours là, cherchant à avoir cette relation étroite avec vous. Il veut vous aider et faire partie de votre vie chaque jour. Si vous ne lui donnez pas cette opportunité, ainsi qu'à vous-même, vous passez littéralement à côté de la relation la plus importante de votre vie.

Dieu parle aux gens aujourd'hui et tous les jours - écoutez-vous ?

Joyce Meyer l'a parfaitement dit : « Dieu parle mais qui écoute ?>> Il est la Source, Celui qui vous a créé, Il est l'Être et la Fin de tout. Écoutez-vous ce qu'Il a à dire dans votre vie ou pensez-vous que vous savez mieux?

Je parlais à un membre de ma famille qui réfutait ce que je disais sur un sujet vraiment important, mais je savais que j'avais bien entendu Dieu parce que j'avais prié et posé la même question plusieurs fois et sur une longue période de temps pour la confirmation et pour l'assurance. Finalement, j'ai demandé à un membre de ma famille: <<Qui sait mieux, toi ou Dieu?>> À ma grande surprise, il lui a fallu environ 4 à 5 minutes pour répondre à cette question et il débattait presque de savoir mieux que Dieu. Je lui ai demandé de réfléchir à cela et de réfléchir à deux fois avant de prétendre savoir mieux que Dieu. Je pense que les gens qui ne connaissent pas Dieu pourraient supposer qu'Il ne serait pas intéressé par les petits détails de nos vies, mais ce n'est tout simplement pas vrai - Dieu est intéressé et veut être invité littéralement dans chaque partie de notre vie parce qu'Il nous aime tant et veut toujours le meilleur pour nous.

DES DÉTAILS!

L'une des choses que j'ai apprises à la dure est que Dieu est très détaillé et aime qu'on Lui pose des questions. Lorsque nous ne posons pas de questions et approfondissons pas, Il nous manque beaucoup d'informations parce que Dieu ne se contente pas toujours de fournir la réponse - Il attend que nous posions des questions, que nous approfondissons et que nous recherchons plus de détails et d'informations. J'ai appris très tôt dans ma marche que nous devons sonder profondément et de manière cohérente, ainsi que de poser beaucoup de questions, puis des questions de suivi afin que nous puissions avoir une image complète de ce vers quoi nous sommes guidés.

« Sommes-nous des marionnettes ? >>

Pour en revenir à la conversation avec le membre de ma famille, je me souviens qu'il m'a posé cette question quand j'ai parlé de Dieu sachant mieux. <<Sommes-nous des marionnettes ?>> Bien sûr que non. Nous avons tous notre libre arbitre et nous ne sommes certainement pas des marionnettes. Dieu nous a donné un cerveau et un esprit, ainsi que la capacité de raisonner et d'avoir le libre arbitre, mais si je fais valoir que Dieu sait mieux et qu'Il vous guide vers ceci et non vers cela, alors ne pensez-vous pas que vous avez besoin d'écouter?

De manière réaliste et malheureusement, nous, les humains, pensons parfois que nous savons mieux que Dieu. Je peux dire cela parce que j'ai, dans le passé, pensé que je savais mieux ou que Dieu avait tort ou mal compris la situation. Quand Il m'a parlé de rester loin d'un homme en particulier il y a des années, Il m'avait dit très clairement qu'Il était destiné à quelqu'un d'autre, j'ai fait semblant de ne pas l'entendre, j'ai prié pour qu'il change d'avis, et bien plus encore. Laissez-moi vous dire que ce que j'ai eu était totalement claqué. Dieu m'avait averti que j'étais sur la mauvaise voie avec cet homme et quand il vous avertit de rester à l'écart de quelque chose, il est vraiment préférable d'écouter car Il essaie de vous sauver du chagrin et des déceptions inutiles.

L'Écriture dit : « **Ne vous appuyez pas sur votre propre intelligence, mais sur toute parole qui sort de la bouche de Dieu.**>> (Proverbes 3:5-6)

Vous voyez, Dieu a un plan pour chacun de nous : Il a un chemin qu'Il sait que nous devons suivre et quand nous ne suivons pas ce chemin, c'est comme si nous dévions de notre route. Nous allons dans le mauvais sens. Comme beaucoup d'entre vous le savent, lorsque nous partons dans le mauvais sens, c'est une expérience douloureuse et nous finissons par devoir prendre du temps et des efforts pour corriger notre trajectoire. De plus, les effets d'une mauvaise voie peuvent durer et durent parfois des années, car nous avons déjà mis en place un certain plan d'action et cela serait très difficile à corriger. Ainsi, la meilleure chose à faire serait de s'assurer que nous suivons Ses inspirations et que nous faisons les choses de la meilleure façon possible en fonction de la façon dont Il nous guide pour les faire.

Documentez ce que vous avez déjà fait

Une chose en particulier qui est vraiment importante est d'écrire ce que vous avez été guidé à faire et ce que vous avez déjà fait. J'utilise moi-même en fait un système de check-list afin de noter les étapes qui s'imposent et sur lesquelles j'ai été guidé et puis de cocher une à une les actions que j'ai complétées. C'est aussi une bonne idée d'écrire également la date à laquelle vous avez été guidé pour prendre les mesures. Ceux-ci nous aident à rester responsable pour atteindre et réaliser nos objectifs.

C'est incroyable de regarder en arrière et de voir où vous avez commencé, les étapes que vous avez franchies jusqu'à présent et de voir jusqu'où vous devez aller, mais en gardant à l'esprit que vous avez déjà parcouru ce chemin et de vous motiver à continuer. C'est aussi très important car cela vous aide à comprendre et à contextualiser toutes les étapes que vous avez dû suivre pour arriver là où vous devez être.

J'écrirai aussi parfois ce que je ressentais lorsque j'entreprenais des actions particulières. Quand je sais qu'une action a été particulièrement excitante pour moi, je l'écris parce que c'est une façon de me féliciter pour un travail bien fait. Cela fonctionne également lorsque vous entreprenez une action difficile et une fois que vous l'avez prise, vous pouvez maintenant la considérer comme terminée et **vous pouvez maintenant récolter les bénéfices de cette période difficile.** Par exemple, quand je fais un entraînement qui a été particulièrement difficile et où j'ai vraiment poussé mon corps, je me rends compte que je me suis poussé et que j'en récolterai les bénéfices et cela m'aide à me rappeler d'apprécier les résultats.

La documentation vous aide à rester responsable, vous aide à rester motivé et vous rappelle tout le chemin que vous avez déjà parcouru. C'est aussi un excellent moyen de suivre vos progrès et votre obéissance à ce que le Saint-Esprit a guidé. Vous pouvez l'utiliser comme exemple pour d'autres personnes qui pourraient avoir du mal à atteindre leurs objectifs.

Chapter 6

Être positif

Avoir une bonne perspective dans la vie est si importante. Ils se passent beaucoup de mauvaises choses chaque jour : des gens qui meurent, des nouvelles maladies, des meurtres et des fusillades, des gens qui agissent de manière malhonnête, des gens qui se volent les uns les autres, la division, etc. Il est facile de penser à ces choses et d'être déprimé. Il est facile de se souvenir du négatif et de s'attrister sur ces choses, surtout quand les choses ne vont pas mieux après un certain temps. Mais ce que nous devons faire, c'est syntoniser la chaîne où nous nous souvenons de bonnes choses et où nous anticipons et attendons que de bonnes choses nous arrivent. Il est trop facile de s'attarder sur le négatif : les paiements de ma maison sont dus ou j'ai des factures à payer, mes enfants sont hors cours, comment vais-je réussir cet examen, j'ai des douleurs dans ma carrière, etc. Oui, nous avons tous des soucis dans notre quotidien et des choses qui nous inquiètent mais si nous nous attardons sur le mal au lieu de focaliser notre attention sur le bien, sur ce que nous avons déjà accompli, sur ce que nous avons déjà réussi à réaliser dans le passé, alors chaque chose se sentira comme une tâche insurmontable.

Alors, changez de chaîne et restez positif. Gardez les souvenirs positifs au premier plan de votre esprit, prêts à remplacer les moins bons souvenirs chaque fois que vous en avez besoin. Rappelez-vous les jours heureux que vous avez passés avec vos amis et votre famille, ou même seul(e)s, les bonnes pauses que vous avez reçues dans la vie, les conversations significatives, le rire d'un enfant, le jour où quelque chose de merveilleux s'est produit de manière inattendue dans votre vie, comment vous avez accompli quelque chose, comment vous avez réussi à faire face à quelque chose avec succès, et bien plus encore.

Je connaissais une femme qui était extrêmement déprimée envers elle-même et sa famille. Elle était toujours si négative, si sûr que quelque chose d'autre de mal allait lui arriver, une autre tragédie qui devait (pas pourrait) lui arriver. Je n'ai cessé de lui faire comprendre (pendant des années, en fait) que si elle était plus positive, si elle croyait aux promesses de Dieu pour des jours heureux, pour le bien et non pas pour le mal, pour la prospérité dans tous les sens du terme, que les choses allaient bien se changer. **Je lui ai rappelé que les mots qu'elle prononce aujourd'hui l'aideront à devenir la personne qu'elle sera demain.** Malheureusement, elle n'a pas tenu compte de mes rappels et jusqu'à aujourd'hui, elle a une vision très négative et encore une fois, malheureusement, toutes les choses négatives qu'elle a dites au cours de sa vie se sont toutes produites. Chacun d'eux jusqu'au dernier. Elle a perdu sa maison, refuse de travailler, son enfant a dévié et est resté dévié, aujourd'hui il n'a pas d'avenir et a été renvoyé de l'école sans projet de retour, et elle a décidé de se croiser les bras et de ne rien faire qui changera le cours de sa vie pour le mieux.

Ce n'est pas trop tard

Si vous vous identifiez à la description juste au dessus, sachez qu'il n'est jamais trop tard pour changer de chaîne. Il pourrait y avoir un million de choses qui ne vont pas et vous avez toujours, chaque jour, la possibilité de changer de canal et de faire mieux, d'être positif, de parler et de dire des mots positifs au cours de votre vie.

Il faut du temps pour sortir de la crise

Si vous êtes dans une crise, il vous faudra du temps pour vous en sortir, car vous avez probablement parlé et pensé négativement pendant un certain temps. Mais ce n'est pas quelque chose dont vous ne pouvez pas sortir, ni quelque chose qui doit rester dans le status quo. Encore une fois, tout ce que vous avez à faire est de changer vos mots et vos pensées. Je tiens également à souligner ici que vous n'êtes pas obligé de croire tout ce que vous dites lorsque vous parlez positivement de vous-même, de ne pas croire chaque bonne pensée lorsque vous y pensez, mais de commencer. Il faudra du temps pour que la marée tourne, mais plus tôt vous commencerez, plus tôt la marée tournera.

Une autre femme que je connaissais sentait qu'elle n'avait pas grand-chose - elle ne venait pas de l'argent, elle était brillante mais pas au sommet de sa classe, et elle a dit qu'elle avait des compétences moyennes mais n'était jamais vraiment incroyable à tout ce à quoi elle mettait la main. Mais ce qu'elle avait pour elle, c'est qu'elle était incroyablement positive et travaillait si dur. Elle a travaillé si dur et elle est restée si positive qu'elle a surmonté tous les défis qui se présentaient. Elle a travaillé dur à l'école et a obtenu son diplôme parmi les meilleurs de sa classe, elle a mis tellement de positivité et a fini par épouser un homme merveilleux, gentil et prospère qui a été attiré par son comportement positif, et elle a toujours fait de son mieux pour être bon envers les autres. En parlant positivement et en suivant les inspirations du Saint-Esprit, elle est entrée dans un collège reputable, a travaillé très dur et a réalisé son rêve d'être une formidable infirmière, auteur et poète et elle a acheté sa première maison avant même la date limite qu'elle s'était fixée. Elle m'a dit une fois à quel point elle comptait sur les promesses bibliques et sur la bonté de Dieu pour ses promesses d'un bon avenir et de ne pas lui faire de mal.

L'Écriture est très claire :

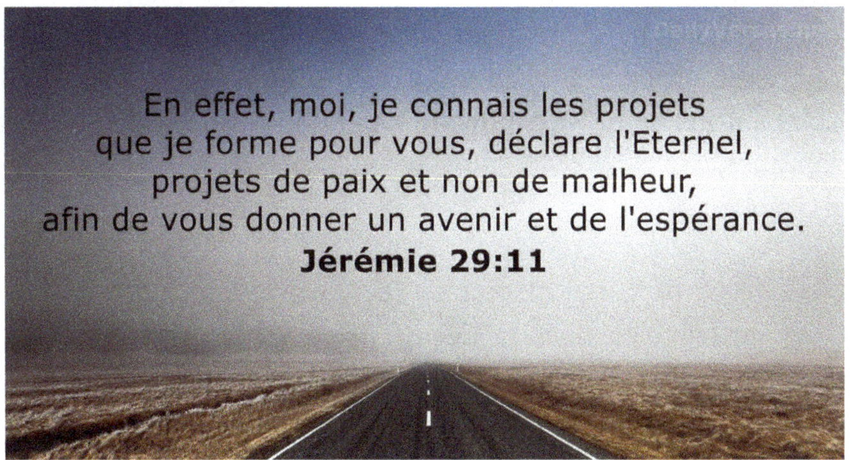
En effet, moi, je connais les projets
que je forme pour vous, déclare l'Eternel,
projets de paix et non de malheur,
afin de vous donner un avenir et de l'espérance.
Jérémie 29:11

Cela signifie que Dieu veut nous faire prospérer et nous donner un avenir. Cela signifie que nous étions et sommes censés avoir une bonne vie par Celui qui nous a créés. Sera-t-il toujours facile d'avancer dans la vie ? Certainement pas, mais ce que nous avons, c'est une promesse de notre Créateur qu'il travaillera pour nous donner de bonnes choses si nous n'utilisons que les outils qu'il a mis devant nous.

Les pensées négatives viendront

L'une des plaintes les plus fréquentes que j'entends des gens c'est que les pensées négatives viennent et c'est pourquoi je veux vraiment aborder ce problème un peu plus avant de passer à autre chose. Tout le monde a des pensées négatives, mais c'est ce que nous faisons avec ces pensées négatives qui font la différence. Les acceptons-nous ou les rejetons-nous et nous concentrons-nous sur ce qui est bon et sur l'amélioration? C'est la principale différence. Si nous nous concentrons sur ce qui est bon (et le bien signifie différentes choses pour différentes personnes), alors nous nous sentirons certainement mieux et auront une vision plus positive et plus brillante. Lorsque nous choisissons de nous attarder sur le négatif (oui, c'est un choix), nous serons de plus en plus déprimés. Nous aurons de plus en plus de jours où nous nous sentirons déprimés.

Changez de canal et concentrez-vous sur ce qui est bon. C'est un exercice que j'ai décidé d'essayer un soir avec des collègues. Quelques-uns de nous ont commencé à avoir des pensées négatives et à nous sentir déprimés, alors une chose qu'on a choisi de faire est d'éteindre nos appareils, de fermer les yeux et de nous concentrer sur ce qui est bon et positif. On a choisi de faire une courte méditation où chacun s'est rappelé toutes les bonnes choses de la vie, les réalisations, la relation incroyable avec Dieu, le bien qu'on avait déjà dans la vie et bien plus encore. Personnellement, j'ai choisi d'éliminer tout le reste et de me concentrer sur le bien. En quelques minutes, j'ai commencé à me sentir mieux. J'ai commencé à me concentrer sur chacune des choses positives que ma vie et ma foi m'ont offertes à ce moment-là :

Relativement sain
Profiter de mon temps lors de ma promenade dans la nature
Demander à Dieu de m'aider à rester positif
Être reconnaissante pour ma relation avec Jésus
Être sensible aux inspirations et aux conseils du Saint-Esprit
Ma famille
Mes ami(e)s
Le fait que je vais, dans quelques mois, être tatie pour la première fois
L'argent que j'ai et le fait de pouvoir payer mes factures du mieux que je peux
Mon chat
Beaucoup plus

Voyez-vous, cher lecteur, j'aurais pu m'attarder sur le négatif, sur les mauvaises pensées qui sont venues et qui reviendront inévitablement. Mais j'ai choisi de changer délibérément de canal et de penser plutôt aux choses positives.

Un exercice pour vous

Prenez quelques minutes maintenant et pensez aux choses positives dans votre vie maintenant. Ils peuvent être grands ou petits, peu importe et lorsque vous avez terminé votre liste, je vous propose trois tâches :

#1 : Gardez la liste à portée de main afin de pouvoir vous y reporter lorsque vous vous sentez déprimé.

2 : Accordez-vous plus d'espace pour écrire plus de choses car cette liste va s'allonger.

#3 : Inclure absolument tout (même pouvoir prendre une grande bouffée d'air frais est une bénédiction) sur la liste

#4 : Conservez plusieurs copies ici et là si vous le souhaitez.

Écrivez les choses qui vous rendent heureux :

Les choses qui me rendent heureux:

- Notez que si vous avez besoin de plus d'espace pour écrire vos réponses, s'il vous plaît prenez votre journal, votre smartphone, etc.

Parce que les images et les visuels sont importants et que c'est l'une des façons dont Dieu nous parle, j'aimerais vous donner quelques images qui sont censées être joyeuses et susciter des réflexions heureuses. Si vous le pouvez, prenez un moment pour noter les émotions et les pensées positives qui vous viennent avec chacun. N'oubliez pas qu'il s'agit d'un exercice conçu pour vous rappeler les bonnes choses de la vie, et si ces choses ne sont pas encore dans votre vie, ce sont peut-être des choses que vous aimeriez apporter à votre vie, notez-les comme un objectif futur. Si l'image évoque des sentiments malheureux, n'hésitez pas à la sauter ou à changer le sens de l'image pour la rendre plus positive pour vous.

Vous verrez une suggestion d'interprétation de ma part expliquant pourquoi j'ai décidé d'inclure ces images. Vous pouvez utiliser ma description pour votre propre interprétation ou vous pouvez choisir la vôtre.

Image 1

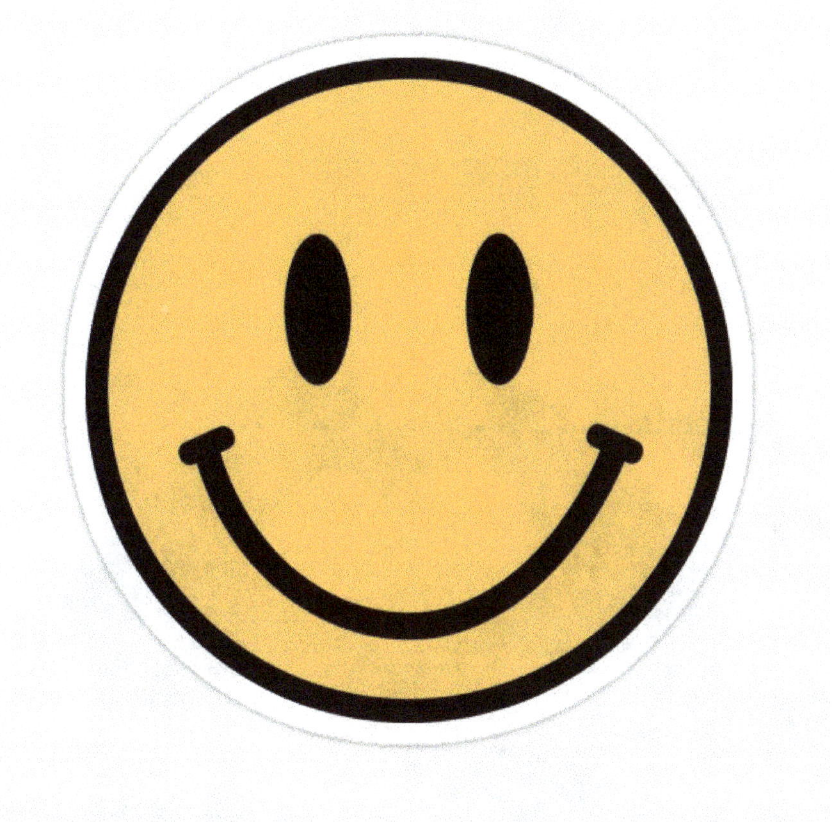

Interprétation suggérée : En Christ, nous ne sommes jamais invités à « comprendre par nous-mêmes ». En fait, on nous conseille de ne jamais nous inquiéter mais de faire confiance à tous dans le Seigneur. J'ai donc décidé de mettre ceci pour vous rappeler de ne pas vous inquiéter mais de laisser vos problèmes entre les mains de Dieu après avoir pris les mesures qu'Il vous guide à prendre. Rappelez-vous également qu'après avoir confié le problème à Dieu, vous êtes invité à vous détendre et à profiter de votre vie (d'où le visage heureux).

Image 2

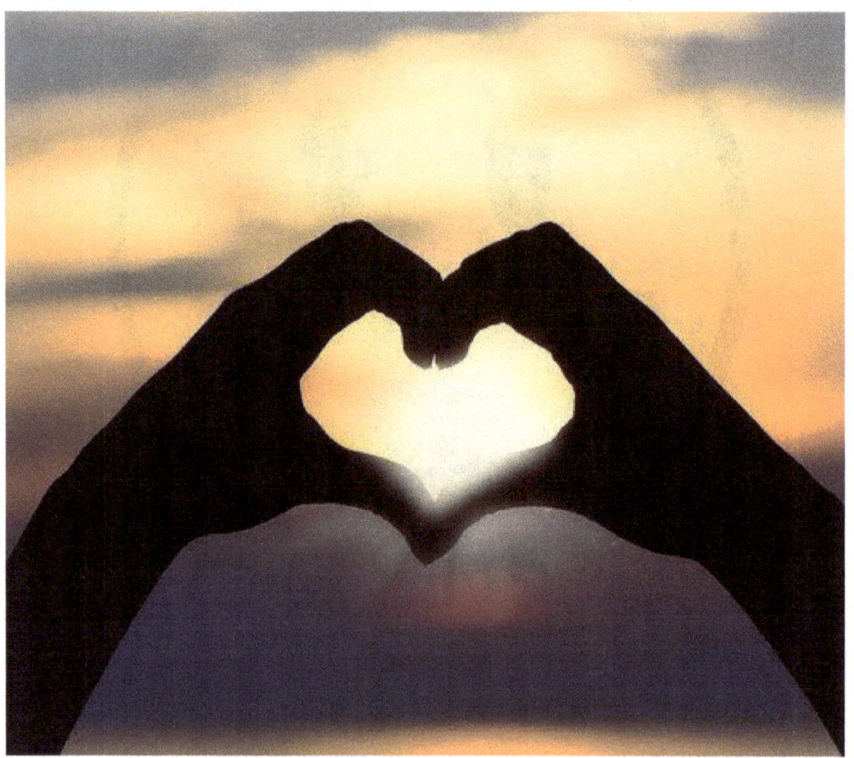

Interprétation suggérée : Le rire est tellement important pour se sentir bien et c'est une chose tellement saine à faire pour notre esprit, notre santé mentale et notre bien-être. Être heureux est aussi un choix conscient sur lequel nous pouvons travailler le plus souvent possible.

Même lorsque les gens ont reçu un diagnostic de maladie grave, ils sont invités à s'entourer de choses qui font plaisir et de choses qui favorisent le rire comme un moyen de se soigner, que ce soit pour regarder une comédie, un film drôle, rire avec vos amis et votre famille, lisez une bande dessinée ou un livre satirique, etc.

Image 3

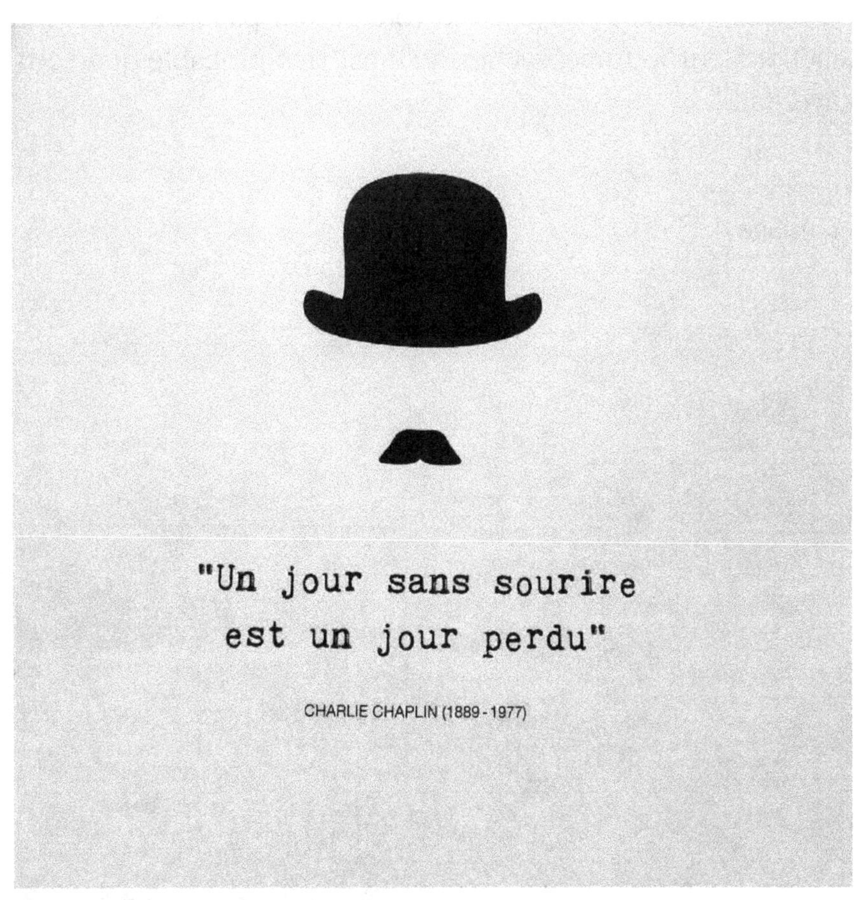
"Un jour sans sourire
est un jour perdu"
CHARLIE CHAPLIN (1889-1977)

Interprétation suggérée : Sourire et afficher un visage heureux est un acte puissant. Le sourire est une énergie et il est contagieux, alors imaginez tout le bien que vous pouvez faire pour vous-même et pour les autres (même de parfaits inconnus) en leur offrant simplement un visage heureux ou un sourire au passage.

Vous pouvez également sélectionner une journée avec vos proches que vous pouvez appeler <<Jour des contents>> et vous pouvez tous faire un effort pour sourire les uns aux autres au fur et à mesure que vous progressez dans vos journées respectives. Même si les gens ne vous disent pas que vous avez amélioré leur journée, sachez qu'il est très probable que vous l'ayez fait !

Image 4

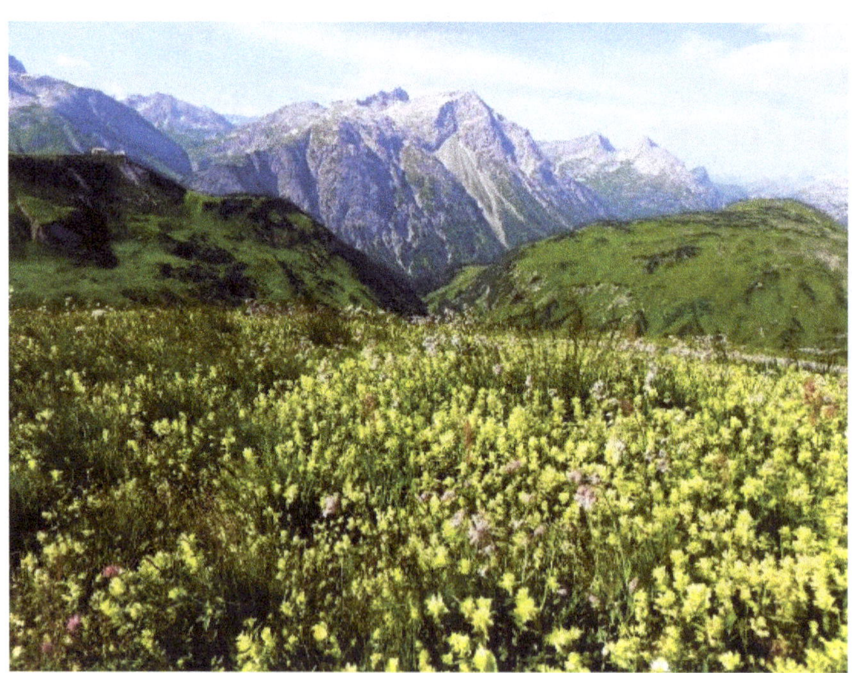

Interprétation suggérée : Nature. Sain. Souffle. Respirer l'air naturel est tellement purifiant pour notre âme. Même le simple fait d'avoir une image comme celle-ci devant vous peut être un merveilleux rappel de bonne santé mentale et de bien-être. Pour certains, cette route ouverte peut aussi être une route qui invite à une merveilleuse activité cardio comme le jogging et une excellente occasion de vous apporter la paix et la pleine conscience, vous aidant à prendre de la distance et à avoir une meilleure perspective sur tout ce à quoi vous pourriez être confronté.

Voir visuellement

Nous sommes des gens visuels. En général, les gens interprètent et traitent les visuels plus rapidement que les mots. Dieu est aussi Celui qui aime utiliser des visuels, et pour cette raison, Il nous donne des visions, qui sont essentiellement des représentations visuelles de ce qu'Il veut apporter à notre réalité. Une vision peut vous venir n'importe quand et n'importe où et quand Il vous en donne une, il est sage de prêter attention aux détails et de regarder et de voir attentivement (je me concentre généralement sur certains détails comme si j'avais une loupe).

Les visions sont des images que Dieu veut apporter sur terre. Permettez-moi de clarifier ce point : Il peut vouloir amener la bénédiction de quelqu'un mais si la personne n'accepte pas la vision et ne fait pas les bonnes choses pour l'aider à y arriver, alors la vision est authentique mais la personne a raté à prendre les actions qui vont rendre l'expérience réelle.

C'était un des plus grands points d'apprentissage que j'ai jamais eu à vraiment comprendre parce que je pensais que si la vision est là, c'est une affaire conclue. Pas du tout. Vous devez l'aider à se manifester. Vous devez agir comme si vous l'aviez déjà, vous devez demander à Dieu ce que vous devez faire pour l'obtenir, vous devez demander à Dieu de vous aider à le manifester. Sinon, c'est quelque chose que Dieu veut faire advenir, mais vous devez faire votre part.

C'est aussi une des façons dont nous co-créons avec Dieu. Co-créer signifie que quelque chose existe dans notre imagination et dans une vision mais qui n'a pas encore été libéré dans le monde. Nous attendons qu'il se manifeste physiquement dans notre réalité et notre monde. Je couvre également le sujet de la manifestation avec Dieu de manière beaucoup plus approfondie dans mon livre, Manifest It !

Quand Dieu nous donne un rêve ou une vision, Il nous le donne parce que c'est quelque chose qu'Il veut faire advenir dans nos vies ou quelque chose dont Il nous avertit peut arriver et donc si nous ne le voulons pas, nous devons prendre des mesures contre cela, comme prier pour qu'Il ne permette pas que cette action se produise. Il donne des visions parce qu'Il veut que nous ayons ces moments de plaisir à co-créer avec Lui. C'est vraiment un des plus grands cadeaux qu'Il a donné à l'humanité, car co-créer signifie être capable de réaliser les grandes choses qu'Il veut nous donner. Nous serons très sages d'utiliser nos capacités données par Dieu pour réaliser de bonnes choses. Ces moyens incluent la prière, la méditation, la visualisation et la gratitude.

Rappelez-vous, c'est aussi un exemple de recevoir le meilleur de Dieu : accepter et suivre la vision qu'Il donne.

Donc, que ce soit le conjoint que vous recherchez, ou le bébé que vous cherchez à avoir ou le programme dans lequel vous cherchez entrer ou la nouvelle opportunité de travail que vous voulez ou n'importe quoi d'autre, tout cela peut être inclus dans les visions que Dieu donne .

Les visions sont aussi la façon dont Dieu vous fait savoir qu'Il veut vous faire sortir de quelque chose de mauvais, alors Il vous en parle afin que vous puissiez le prier. Il peut vous parler avec des sensations, des phénomènes, un sens d'urgence, etc.

<<Christine, puis-je me donner une vision ? Puis-je le voir moi-même ou dois-je attendre que Dieu me le donne ?>>

Vous pouvez certainement créer votre propre visuel, mais priez pour vous assurer que vous incluez les informations, les détails et les renseignements nécessaires. Pourquoi est-ce que je dis ça ? Parce que vous voyez peut-être une chose que vous pensez être géniale, mais en fait, Il veut vous apporter quelque chose de plus grand ou de meilleur. Rappelez-vous que Ses voies ne sont pas nos voies et que Ses pensées sont plus élevées et meilleures que les nôtres, donc si nous ne Lui demandons pas de détails à ce sujet, nous manqueront probablement de son meilleur.

DES DÉTAILS!

Une des choses que j'ai appris à la dure est que Dieu est très détaillé et aime qu'on Lui pose des questions....beaucoup de questions. Lorsque nous ne posons pas de questions et approfondissons pas, il nous manque beaucoup d'informations parce que Dieu ne se contente pas toujours de fournir la réponse - Il attend que nous posons des questions, que nous nous approfondissons et que nous recherchons plus de détails et d'informations. J'ai appris très tôt dans ma marche de foi que nous devons sonder profondément, minutieusement et de manière cohérente et poser beaucoup de questions, puis des questions de suivi afin que nous puissions avoir une image complète vers laquelle Il nous guide.

Il l'a fait avant

J'aimerais profiter de cette occasion maintenant pour vous rappeler que Dieu vous a déjà apporté des choses merveilleuses dans votre vie et s'Il l'a déjà fait, Il le fera encore.

Ce serait le moment idéal pour revenir à la liste des bonnes choses qu'Il vous a apportées et que vous avez commencée dans un chapitre précédent. Vous pouvez maintenant penser à certaines choses que vous aimeriez demander de plus amples renseignements et ajouter plus de détails.

Certaines personnes omettent des choses comme la mobilité, la capacité d'inspirer et d'expirer, la capacité de vivre de manière autonome, la capacité de manger, de rire, d'écouter, etc., mais ce sont des choses majeures et importantes dont nous devons faire l'inventaire et être reconnaissant parce que même si vous l'avez, quelqu'un d'autre peut ne pas l'avoir et je pense que c'est approprié de dire que la personne aimerait l'avoir.

Alors, s'il vous plaît, prenez un moment et réfléchissez à votre liste de bénédictions en ce moment (pour vous et pour vos proches). Vous pouvez les noter ici ou prendre votre smartphone ou votre journal et les noter là-bas. Rendez-le personnel et significatif. :

Juste une note que c'est aussi une très bonne idée d'inclure les défis qui sont venus et que vous avez surmontés.

Ma liste de bénédictions (pour moi et pour mes proches)

Si vous le souhaitez, demandez-Lui maintenant dans la prière de vous montrer avec autant de détails que possible les choses qu'Il a prévues pour vous.

Voici une prière suggérée que vous pourriez utiliser pour prier pour comprendre ce qu'il a prévu pour vous ensuite :

Seigneur Jésus, je voudrais Vous (mieux) connaître. Je Vous demande de venir dans ma vie et mon cœur et de me parler par le Saint-Esprit des bonnes choses que Vous avez prévues pour ma vie. Je veux Vous suivre et je veux Votre meilleur pour ma vie. Je Vous demande de me parler de Votre meilleur et de me montrer (avec des consignes claires) comment y arriver. Au nom de Jésus. Amen.

Notez ce que vous voyez et obtenez ici dans la section ci-dessous. Même s'il ne s'agit pas de consignes audibles mais que vous obtenez des impressions, quelque chose comme un visuel, etc., notez-les :

Chapter 7

Vision et toutes choses travaillent ensemble pour notre avantage

Lorsque nous voyons une vision ou recevons des communications, nous pouvons devenir émotifs. Pas de problème avec ça. Je me souviens quand Dieu m'a montré une vision d'un travail qu'Il voulais que j'entreprends, j'étais profondément convaincue que Dieu m'avait communiqué mon rôle dans la situation.

C'est ainsi que j'ai eu la vision : j'étais allongé sur mon canapé très confortable à la maison quand j'ai commencé à voir ce qui ressemblait à des éclairs d'une image venir vers moi. C'était comme si Dieu me présentait littéralement une image et je pouvais la voir assez clairement. La vision inclut beaucoup de détails, par exemple, ce qui se passait dans le scénario était tout à fait clair et évident pour moi. Aucun mot n'était nécessaire - je savais ce qui se passait et je me souviens d'avoir été ému parce que je pouvais voir le bonheur sur les visages des personnes qui seraient affectés par la nouvelle. C'était incroyable.

Je me demandais comment je verrais voir cela passer parce que je sais que Dieu a une façon d'attirer votre attention sur ces choses, d'une manière ou d'une autre. Je savais qu'Il m'apporterait une mise à jour sur les choses à un moment donné et à Sa manière. Effectivement, des semaines après avoir eu la vision, j'étais assis et regardais la télévision un soir et une publicité au hasard est apparue, le slogan de la publicité répondant exactement à ce que je me demandais. J'étais vraiment surpris de la façon dont Dieu m'a apporté cette information. Je ne m'attendais pas à le recevoir de cette façon.

Dieu a des voies

Dieu a les moyens d'accomplir les choses que nous ne pouvons pas voir. Il utilise les gens, les circonstances et les événements pour nous changer et nous transformer. Il utilise les gens, les circonstances et les événements pour nous faire voir les choses différemment, pour nous aider à réaliser les choses et pour nous faire rappeler de garder ses promesses à l'esprit. Ses voies sont étonnantes et Il n'est jamais limité par les lois naturelles de la physique (pensez à Jésus marchant sur l'eau).

Nos rêves

Une des choses qui est si étonnante, c'est quand Il nous donne des rêves. Les rêves sont un autre moyen par lequel Il nous donne un visuel de quelque chose qu'Il peut vouloir réaliser. Si alors, par exemple, vous rêvez de quelque chose, il se pourrait très bien que ce soit quelque chose qui doit se produire dans votre vie, une bénédiction que Dieu veut vous apporter. Les rêves sont également un moyen phénoménal que Dieu utilise pour vous amener à prêter attention à quelque chose dont Il vous met en garde. Je me souviens d'un mauvais rêve que j'ai fait il y a quelque temps à propos de quelque chose de grave qui pourrait arriver à mon frère et à quel point cela ressemblait à un avertissement de Dieu. Dieu nous donnera souvent un avertissement avant que quelque chose de mal ne se produise afin que nous avertissions la personne de faire des changements ou de faire les choses différemment. Je savais que c'était un avertissement que si mon frère ne prêtait pas attention à ce qui se passait, les choses n'allaient pas bien se passer pour lui à cet égard. C'était l'occasion pour moi de l'aider à changer de voie et de lui donner le temps et un heads-up pour se remettre sur la bonne voie, face à une opportunité qui se présentait à lui.

Dieu veut toujours ce que nous ayons le mieux et Il nous guidera toujours vers ce qui est le mieux pour nous. Il vous avertira également lorsque quelque chose de mauvais vous attend afin de vous préparer et de vous aider à voir comment Il vous protège. Lorsque vous prêtez attention à ces choses, il trouvera des moyens de vous éviter que l'inutile ne vous arrive.

Votre attitude compte... beaucoup

Quand j'ai reçu la rêve à propos de mon frère, j'aurais facilement pu devenir très négatif (je suis devenu un peu négatif mais un ami m'a rappelé que Dieu me donnait le temps de l'avertir de changer de voie et de l'aider). J'ai décidé de prier à ce sujet et de voir ce que je pouvais faire pour aider.

Votre attitude envers tout compte beaucoup. Comme l'a dit l'un de mes pasteurs préférés, Joel Osteen, votre attitude et votre attitude positive font une très grande différence. J'aurais pu me détourner et dire <<oubliez ça>> et décidé d'arrêter de servir Dieu mais je ne l'ai pas fait. J'ai décidé de compter sur le caractère impressionnant de Dieu et de rester concentré sur ce qu'Il essayait de me communiquer et sur ce que je devais faire. C'est la même chose avec tout ce que nous faisons et comment nous choisissons de faire confiance à Dieu. Rester positif, penser positivement et parler positivement ou être négatif, penser négativement et parler négativement.

Voici quelques exemples:

À la place de: Cela ne marchera jamais, à quoi bon!
Essayez: Je vais travailler très dur et travailler dans ce sens

À la place de: Rien de bon ne m'arrive jamais.
Essayez:J'ai eu des défis mais je sais que Dieu m'aidera à traverser cela et je vais prier

À la place de: Je n'ai jamais de bonnes pauses.
Essayez: Je suis le destinataire de toutes sortes de bonnes choses.

À la place de: Chaque jour, c'est nul, rien de bon ne se passe.
Essayez: Aujourd'hui va m'apporter une grande et merveilleusement heureuse surprise.

À la place de: Je n'ai jamais bien fait avec ça, je devrais abandonner l'utilisation.
Essayez: Je prie pour que Dieu m'aide à faire un excellent travail et à briser ce schéma.

À la place de: Je ne peux pas abandonner cette mauvaise habitude.

Essayez: Je travaille à travers cela et je demande à Dieu son aide pour me voir à travers cela.

À la place de: Mes enfants ne sont pas sur la bonne voie - à quoi ça sert ? !
Essayez: Dieu m'aide à renverser les mauvaises choses et je vais travailler pour changer nos circonstances.

À la place de: Je déteste ce travail et je n'obtiendrai jamais rien de mieux.
Essayez: Je vais voir comment je peux obtenir un meilleur travail et comment Dieu peut m'ouvrir les portes pour obtenir une meilleure position.

À la place de: Je ne perdrai jamais ce poids.
Essayez: Je vais travailler chaque jour pour me mettre en forme, m'entraîner et bien manger, ce qui, je le sais, m'aidera à perdre tout le poids dont j'ai besoin.

C'est universel

Nous avons tous de mauvais jours et nous avons tous des choses qui ne fonctionnent pas bien pour nous dans la vie. Changez vos pensées et soyez positif. Les choses prennent du temps à se redresser et nous aurons certainement besoin de soutien. Toutes les choses suivantes sont disponibles pour nous aider à traverser les moments difficiles, et ce n'est pas une liste complètement exhaustive :

Accès à la prière 24h/24 et 7j/7
Accès 24h/24 et 7j/7 à la sagesse du Saint-Esprit

Accès 24h/24 et 7j/7 pour parler à Dieu de tout et de rien qui nous dérange

Accès aux amis et à la famille qui peuvent non seulement rester positifs avec nous mais peuvent prier avec nous

Accès à des équipes de prière prêtes et disposées à prier pour nous et avec nous via différents ministères (plus d'informations à ce sujet ci-dessous)

Garder notre perspective heureuse et dans l'attente de la réalisation de cette bonne chose

Sermons, livres, dévotions et prières utiles pour faciliter les choses et nous aider à comprendre

De bonnes églises basées sur la Bible qui enseignent les Écritures et expliquent comment les Écritures expliquent la bonne vie que nous sommes censés avoir en Christ

Ministères de prière

Les ministères de prière sont là pour faire exactement cela : nous aider en priant pour nous. Tout ce que vous avez à faire est de vous connecter avec un compte ou d'appeler un numéro qui vous sera fourni, de mentionner la prière que vous avez et c'est parti. Les ministères de prière travaillent constamment à prier pour les besoins de tous. Tout ce que vous avez à faire est de tendre la main dans la foi et ils vous aideront en priant pour vos besoins. J'ai utilisé une variété de ces services à plusieurs reprises au fil des ans et je suis toujours reconnaissante qu'ils existent. Beaucoup de mes prières ont abouti à se manifester parce que ces personnes m'ont aidé.

Choisir où accorder votre attention

Rappelez-vous également que nous avons le choix sur quel canal nous choisissons de prêter notre attention. Ce n'est pas parce que les mauvaises pensées, les doutes, les rappels décevants arrivent, les frustrations persistent, que nous devons les accepter ou leur permettre de rester là. Nous pouvons choisir d'avoir des pensées plus heureuses et de prononcer des mots plus heureux.

Selon les recherches, les gens sont généralement plus susceptibles de se souvenir plus facilement des pensées et des événements négatifs. C'est pourquoi nous devons travailler à être conscients et à nous assurer que nous restons concentrés sur les bonnes choses, et que nous pouvons voir les choses positivement, même au milieu de moments moins bons.

C'est pourquoi nous devons travailler à être conscients et à nous assurer que nous restons concentrés sur les bonnes choses, et que nous pouvons voir les choses positivement, même au milieu de moments moins bons.

Je me souviens que je faisais face à une charge de près de quatre mille dollars pour un nouveau four pour ma maison. C'était beaucoup pour moi et je savais que je devais m'en occuper le plus tôt possible car le froid commençait déjà à se faire sentir. Je ne pensais qu'à l'argent sortant de mon compte bancaire lorsque mon oncle qui était en visite m'a suggéré de garder à l'esprit le fait que j'aurais une toute nouvelle fournaise à la maison, j'ajouterais à la valeur de la propriété de la maison, j'aidais à m'assurer que nous n'aurions pas de mauvaises surprises (comme une vieille fournaise qui tombe en panne au milieu de l'hiver) et toutes les autres choses qui pourraient arriver. Il m'a également aidé à me rappeler que je suis béni de pouvoir avoir l'argent pour effectuer le paiement en premier lieu, même si cela signifierait un revers financier considérable. Il est certainement utile d'avoir quelqu'un ou des personnes positives dans votre coin pour vous aider à voir le côté positif des choses et une différente perspective que vous n'avez peut-être pas considéré.

Plus sur voir

Lorsque nous voyons quelque chose pendant une période prolongée, nous co-créons. Quelque chose doit d'abord être créé dans notre esprit avant de le voir apparaître dans la vie réelle. Dans Proverbes 28:18, l'Écriture dit : <<**Là où il n'y a pas de vision, le peuple périt ; mais celui qui observe la loi, heureux est celui-là.**>> Cela signifie que sans recevoir de vision, les gens périront parce qu'ils n'ont pas de vision des choses à venir. Les visions donnent de l'espoir et l'espoir signifie que nous recherchons quelque chose qui se réalisera. L'Écriture nous dit que nous devons avoir de l'espoir, sous forme de vision, pour voir et nous attendre à ce que les choses arrivent.

Lorsque vous avez la chance de recevoir une vision, il est sage de poser à Dieu les questions approfondies dont nous avons parlé plus tôt. Dieu est appelé l'Enseignant Ultime et nous sommes les bienvenus (en fait, invités à) poser des questions à l'Enseignant Ultime. Le Saint-Esprit est aussi appelé le Conseiller parce qu'Il nous conseillera au fur et à mesure, que ce soit à 2 heures du matin ou à 2 heures de l'après-midi.

Prêter attention aux avertissements

Comme déjà mentionné, Dieu nous envoie des avertissements pour nous aider. Il veut nous voir heureux et en bonne santé et veut que nous évitons les mauvaises choses.

Il nous envoie des avertissements pour nous protéger et pour nous faire savoir si quelque chose ne va pas. Ignorer ces avertissements n'est pas une ligne de conduite très sage.

Permettez-moi d'illustrer : Il y a des années, j'avais reçu un avertissement de rester à l'écart d'un homme dans le domaine des affaires parce que le Seigneur m'avait dit qu'il n'était pas bon et qu'il ne ferait que me blesser. L'avertissement était clair et cohérent dans la mesure où je l'ai reçu plusieurs fois. J'ai senti et j'ai su que cela venait de Dieu. C'était un avertissement clair de faire attention à quelque chose dont je savais au fond que ce n'était pas une bonne chose pour moi.

Malheureusement, à l'époque, je n'ai pas écouté. J'ai décidé d'aller de l'avant et de poursuivre les choses en affaires avec lui et dans le processus, j'ai fini par découvrir des choses très négatives et destructrices sur sa personnalité et comment ses choses allaient être destructives dans la vie. J'ai découvert que cet homme manquait d'empathie même pour les choses les plus élémentaires, qu'il était de nature très méchant et qu'il était prêt à poignarder n'importe qui dans le dos pour avancer. J'ai découvert plus tard qu'il avait trahi les gens pour avancer, qu'il avait fait beaucoup de choses méchantes aux gens que je connaissais aussi. Il a fait beaucoup de choses que je n'ai pas trouvées attirantes, des choses qui ne correspondaient en rien à ma personnalité et à mes valeurs. Après avoir réalisé que les avertissements étaient très corrects, il m'a fallu un certain temps pour m'en sortir et être remis sur le bon chemin. La douleur, la souffrance et le temps perdu que j'ai vécus n'avaient pas besoin de se produire et auraient pu facilement être évités si j'avais prêté attention et écouté les avertissements du bon Dieu.

Chapter 8

Abondance

Dieu a toujours voulu que nous soyons abondants. En remontant à l'époque d'Adam et Eve, nous pouvons voir comment ils avaient toute l'abondance qu'ils auraient pu souhaiter, mais à cause de la désobéissance, ils ont beaucoup perdu. Apprenons de cela et entraînons-nous à être reconnaissants chaque jour. Les choses ne sont peut-être pas parfaites dans aucune de nos vies, mais nous avons le choix de nous concentrer sur le bien et de vivre abondamment avec ce que nous avons, et ainsi nous pouvons toujours nous aider à faire mieux.

Quand je parle d'abondance, je ne parle pas seulement d'argent. L'abondance c'est :

* la bonne santé
* les bonnes relations
* se sentir heureux
* se sentir comblé
* se sentir connecté à Dieu
* avoir une carrière épanouissante
* avoir une famille en bonne santé
* avoir le temps et la capacité de faire des choses simples et joyeuses

Et bien plus encore

Beaucoup supposent que lorsque les gens parlent d'abondance dans la vie, cela se concentre uniquement ou principalement sur l'argent et je veux qu'il soit clair que même si l'argent en fait partie, je ne parle pas seulement de l'argent. Si nous n'avons que de l'argent et que nous n'avons pas les autres choses, alors nous ne sommes pas abondants et nous n'avons pas ce dont nous avons besoin. En fait, beaucoup diraient que sans la santé, nous pouvons avoir tout l'argent du monde et cela ne signifiera pas grand-chose.

La façon dont nous obtenons l'abondance est également importante et penser et parler positivement nous aidera certainement à nous sentir et à être abondants. Prenez un moment maintenant et pensez à toutes les choses que vous avez actuellement qui vous aident à vous sentir abondant.

Écrivez-les ici.

____

____

____

____

____

____

____

____

____

____

____

____

____

____

L'une des plus grandes choses à propos d'activités comme celle-ci est que vous pouvez revenir sur votre liste un jour, une semaine, un mois, un an ou des années plus tard et voir les choses que vous avez notées. Cela vous aide à voir comment vous avez évolué et comment vous avez changé, y compris en faisant le point sur les bonnes choses que vous avez. Je vous encourage également à écrire la date sur cette entrée, de sorte que lorsque les souvenirs deviennent flous plus tard sur la route, vous vous souviendrez exactement quand vous avez écrit ces points. J'écris toujours les dates à côté de mes entrées de journal et cela m'étonne toujours de regarder en arrière et de voir ce que j'ai écrit à l'époque, ce que je ressentais, etc.

Traverser des moments difficiles

Il peut être difficile de rester positif et de penser à l'abondance lorsque vous traversez des moments difficiles. Parfois très dur. Voici quelques éléments qui peuvent vous aider à vous sentir mieux lorsque vous traversez des moments difficiles :

- Promenez-vous dans la nature
- Écoutez de la musique qui vous fait du bien
- Créez quelque chose qui a du sens pour vous
- Lire un livre merveilleux
- Achetez-vous des fleurs ou une friandise qui a du sens pour vous
- Regarder quelque chose à la télé qui fait la fête
- Engagez-vous dans la prière et parlez à Dieu, déchargez-vous sur Lui
- Rappelez-vous et écrivez vos bénédictions déjà reçus
- Participez à une activité amusante qui vous sentir mieux
- Rappelez-vous que vous êtes plus qu'un vainqueur en Christ
- Revenez à la respiration et prenez une profonde bouffée d'air frais
- Regardez un spectacle d'humour ou un spectacle d'humour et éclatez-vous de rire

En fait, j'oserais même dire que même dans les moments les plus difficiles, nous pouvons non seulement nous tourner vers Dieu pour obtenir de l'aide, du soutien et des conseils, mais nous pouvons également découvrir les choses qui nous rendent le plus heureux dans ces difficultés. Une dame que je servais autrefois m'a dit qu'au milieu de l'une des périodes les plus difficiles de sa vie, elle est restée positive en se concentrant sur ses chiens et en faisant de longues promenades avec ses chiens. En fin de compte, elle a réalisé à quel point elle était heureuse d'être avec ses chiens et elle a donc décidé de quitter son travail et de s'impliquer dans une nouvelle carrière qui lui permettait d'être tout le temps avec des chiens. Ce fut une transition merveilleuse pour elle, une transition qui lui a permis un bien plus grand bonheur professionnel et qui n'aurait peut-être pas eu lieu si elle n'avait pas traversé cette période exceptionnellement difficile.

Une autre chose positive à propos du ministère auprès de cette dame était qu'elle faisait vraiment tout ce qu'elle pouvait pour rester positive et être heureuse au milieu de ses problèmes. Elle commença à parler positivement d'elle-même, elle avait des pensées positives, s'écrivait des notes douces sur le miroir de la salle de bain, elle cuisinait des repas spéciaux et de santé pour elle-même et créait des repas faits maison pour ses chiens, et elle se concentrait sur les choses qui la rendaient heureuse. A cela, je dis tant mieux pour elle !

Les difficultés dans la vie

Un homme que j'ai connu et qui m'a beaucoup appris est celui qui a affronté les difficultés toute sa vie. Il avait eu une vie très difficile et il travaillait pour être positif et se tirer d'affaire. Il n'avait jamais grandi avec beaucoup d'argent et il avait donc également une vision négative de l'argent, mais savait toujours qu'il devait travailler pour s'assurer qu'il en avait assez pour subvenir à ses besoins. Ce qui m'a impressionné, c'est sa vision de la vie. Même s'il a traversé quelques difficultés, il a quand même réussi à être positif, à être bon envers les autres, à traiter les gens avec gentillesse, à donner le meilleur de lui-même dans son travail et à travailler très dur pour tout ce qui se présentait à lui. C'est un comportement exemplaire. Ce que j'ai trouvé de si incroyable dans l'expérience de cet homme en particulier, c'est qu'il a utilisé les difficultés et les a transformées en avantages. Ce que je veux dire par là, c'est qu'il a fini par utiliser les difficultés qu'il a vues dans le monde et qu'il a commencé à réfléchir à des moyens d'améliorer les choses pour les gens. Il a estimé qu'il avait des compétences dans le secteur financier et au lieu de se concentrer et de s'attarder sur ce qui était négatif, il a fini par devenir un conseiller financier pour ses amis et sa famille et a commencé à transformer ses connaissances et sa compréhension acquises des systèmes financiers en un phénoménal entreprise de conseiller financier. Il a utilisé des principes chrétiens pour aider les gens à faire plus d'un retour que certaines des plus grandes sociétés d'investissement. Bien qu'il n'ait pas beaucoup grandi et qu'il n'ait pas eu d'exemples positifs autour de lui, il a utilisé les compétences qu'il possédait et son amour pour l'apprentissage pour se sortir du gouffre financier dans lequel il s'est retrouvé et qui lui a permis de bien travailler avec d'autres personnes, en les aidant à assurer leur propre avenir financier.

Je trouve cet exemple incroyable parce qu'il aurait pu rester coincé et s'attarder sur les aspects négatifs et sur tous les désavantages et injustices que la vie lui avait jetés ; au lieu de cela, il a décidé d'être positif, de travailler dur, de ne pas laisser son avenir être dicté par les limites de son passé et de se construire une vie avec une merveilleuse compétence qu'il connaissait maintenant très bien.

La réalité d'être positif

Être positif ne signifie pas ne pas faire face à la réalité. Il signifie plutôt que nous sommes positifs, nous restons positifs, nous parlons positivement de nos vies et que nous faisons de notre mieux pour penser positivement. Cela signifie savoir que Dieu nous a aidés à travers des choses auparavant (même certaines choses dans lesquelles vous ne saviez pas qu'il était impliqué) et puisqu'Il nous a aidés auparavant, Il nous aidera à nouveau. Être positif ne signifie pas ne pas effectuer vos paiements et dire « Dieu, Vous ferez tout pour moi », mais de prier pour voir comment Dieu peut vous aider dans n'importe quelle situation à laquelle vous êtes confronté.

Une maman de trois enfants que je connaissais avait du mal à joindre les deux bouts. Ses trois enfants avaient besoin d'aide pour se concentrer à l'école et elle se sentait dépassée, étant le seul soutien de famille à la maison. Elle a prié pour obtenir de l'aide et bien sûr, l'aide est arrivée. Son église locale a décidé de l'aider à s'occuper de ses enfants en ouvrant une garderie gratuite et lui a fourni des vivres pour l'aider à préparer ses repas. Ses enfants se sont également vu offrir un tutorat et un mentorat gratuits par d'autres élèves qui étaient dans des classes plus âgées et qui excellaient dans leurs études. Tout cela s'est produit parce qu'elle priait et parce qu'elle s'attendait à ce que de merveilleuses pauses et de bonnes choses se produisent, qui étaient toutes des aides du Bon Seigneur.

Une autre femme que j'avais entendu parler avait prié pour que sa fille rentre chez elle parce qu'elle était devenue une victime de la traite des êtres humains. Elle priait longuement et durement pour que sa fille soit libérée de ses trafiquants et qu'elle soit ramenée en toute sécurité chez elle et revienne à l'église. Je n'oublierai jamais le jour où j'étais assise sur le banc à l'église et que la prière de cette maman s'est accomplie : sa fille était rentrée à la maison et elle était de retour à l'église. Il a fallu beaucoup de travail, mais la mère et son mari n'avaient jamais perdu espoir. C'était un exemple de miracle et certainement le fruit des prières parentales, pensant avec espoir et gardant le positif.

Chapter 9

Attendre le meilleur de Dieu

Se concentrer sur le meilleur de Dieu signifie que nous croyons que de grandes choses nous arrivent, pour nous et à travers nous. Dieu veut vous donner le meilleur de Lui-même et ainsi, lorsque nous restons positifs et que nous restons dans la foi, nous ouvrons la porte pour recevoir le meilleur de Lui. Vous vous dites peut-être que ça ne marchera jamais, je n'ai pas la bonne éducation, les bonnes relations, je ne viens pas de la meilleure famille mais rien de tout cela n'a d'importance. Lorsque Dieu décide de vous bénir, Il ne regarde pas ce que les autres disent de vous pour faire le choix final, la décision finale. Il regarde votre cœur et votre foi. Il vous connaît mieux que quiconque et donc quand il vous compte, peu importe ce que les autres disent.

Un ami me racontait une fois comment ils avaient postulé à un emploi d'ingénieur, mais le travail était hors de la ville et il n'avait pas l'argent pour s'y rendre. Il savait qu'il était qualifié pour le travail et il savait qu'il pouvait faire le travail - il avait les compétences nécessaires. Il n'avait tout simplement pas l'argent pour y arriver mais il a décidé de postuler quand même, pour tenter sa chance. Il a prié pour que si c'était en fait la volonté de Dieu, qu'il fasse en sorte qu'il soit le candidat retenu. Il a prié pour que Dieu l'inspire à fournir des réponses supérieures aux questions d'entrevue et que d'une manière ou d'une autre, il serait le candidat avec les meilleures réponses et finalement, le candidat sélectionné. Avance rapide deux mois plus tard, et l'entreprise a décidé de l'embaucher pour le poste car ils ont été tellement impressionnés par sa candidature en ligne et par toutes ses réponses. Ils ont payé pour qu'il déménage à l'endroit où se trouvait le travail, avec un salaire et des avantages sociaux complets et une allocation très généreuse pour toutes les dépenses. L'homme s'est mis à genoux et a sincèrement remercié Dieu de lui avoir offert cette opportunité de changement de carrière et d'avoir fait de lui le candidat retenu. Il a découvert plus tard que l'entreprise avait eu un nombre record de candidats mais que c'est son attitude authentique, gentille, positive et bienveillante qui a fait la différence pour eux !

Se lever chaque matin avec attente

Beaucoup de gens se lèvent chaque jour et soit ils s'attendent à ce que rien ne se passe, soit ils s'attendent à ce que de mauvaises choses se produisent. Au lieu de cela, essayez de vous lever le matin et de dire : « Seigneur, je sais que Vous allez m'apporter quelque chose de merveilleux aujourd'hui !>> Et soyez dans l'attente à ce sujet.

> Dieu entend chaque prière que nous faisons, que ce soit à voix haute ou dans notre esprit.

Dieu entend chaque prière que nous faisons, que ce soit à voix haute ou dans notre esprit. Nous ferions bien de réaliser qu'Il nous aime beaucoup et veut le meilleur pour nous. Mais nous devons activer cette bonté, ces bénédictions, ces bonnes pauses. Alors quand on se dit « Dieu, je sais que Vous allez m'apporter Votre meilleur et Vous allez m'aider à réussir aujourd'hui. Que dois-je faire aujourd'hui ?>> Lorsque nous faisons cela, non seulement nous montrons notre dépendance à Son égard, mais nous activons également Sa bonté et Ses bénédictions dans nos vies.

Beaucoup de gens traversent chaque jour sans activer la merveilleuse bonté de Dieu et sans prier. Dieu cherche à faire des choses merveilleuses dans toutes nos vies et attend que nous venions le prier afin qu'Il puisse faire des choses fantastiques dans leurs vies. L'astuce consiste à prier pour cela et à l'activer. Si nous ne le faisons pas, Dieu n'agira pas en notre nom.

Une de mes amies que j'appellerai Julia, a grandi dans l'athée et quand elle a découvert que j'étais une Chrétienne, elle m'a dit très tôt à quel point elle était surprise (en fait, elle a utilisé le mot choqué) que la prière soit définie comme une prière à double sens conversation. La prière est censée être une conversation où Dieu nous explique, nous guide et nous aide également. Elle avait dit qu'elle pouvait sentir que Dieu essayait de faire des choses merveilleuses dans sa vie et qu'elle n'avait prié pour aucune des bonnes choses qu'elle voulait voir. J'ai gentiment suggéré que nous essayions de prier ensemble et qu'elle voie au moins si quelque chose se passerait. Elle était docile et a commencé à voir les choses changer et bouger dans la direction pour laquelle elle avait prié. Elle est ensuite arrivée à un barrage routier - quelque chose qui lui posait un défi important. Je lui ai conseillé de prier à travers le problème et les barrages routiers et de voir qu'elle réussirait à les surmonter. Elle a commencé à le faire et a commencé à voir les choses, à nouveau, évoluer dans la bonne direction.

Attendre le meilleur de Dieu

Attendre le meilleur de Dieu signifie :

* se réveiller chaque jour en remerciant Dieu pour Ses bénédictions et les choses que vous avez déjà

* sachant que si nous restons positifs et restons dans la foi, nous verrons ses nouvelles bénédictions se réaliser

* nous aider à voir que nous pouvons avoir une idée pour nous-mêmes mais que Dieu peut avoir de meilleures idées pour nous

* avoir la foi que Dieu fera des choses incroyables qui dépassent vos attentes

* sachant que si nous continuons à prier, nous verrons la réalisation des meilleures choses

* sachant qu'Il nous apporte ce qu'Il a de meilleur, pas seulement ce que nous pensons ou nous estimons être le meilleur

Voici une image que j'en suis venue à voir comme étant très significative :

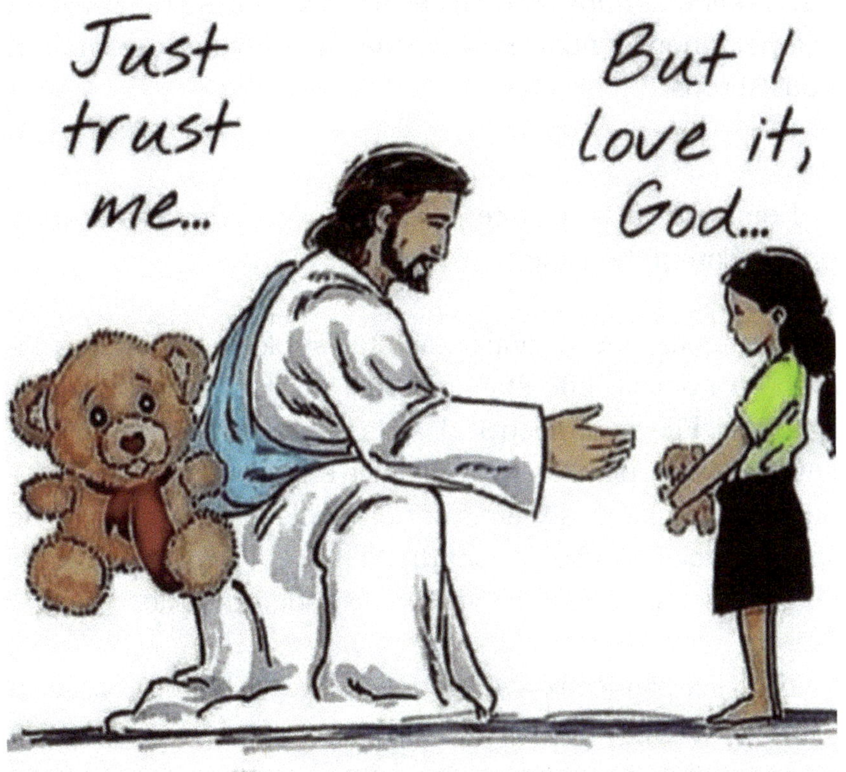

La petite fille adore son ours en peluche et cela signifie clairement quelque chose pour elle - nous avons tous des choses entre nos mains qui signifient quelque chose pour nous. Jésus a quelque chose de mieux pour elle et étant donné qu'Il est Jésus (et qu'Il sait mieux que nous), Il lui fait savoir qu'Il a micux pour elle. La petite fille (tout comme nous) a peut-être du mal à se débarrasser de ce qu'elle possède, mais elle est encouragée à faire confiance à Dieu qu'Il a mieux. On voit aussi que Jésus se penche, descend à sa hauteur pour lui parler. C'est très révélateur parce que **Dieu vient toujours à nous là où nous sommes - nous n'avons pas besoin d'être "parfaits" ou de cette façon ou de cela, nous pouvons venir**

à Lui tels que nous sommes et nous sommes encouragés à le faire. Il nous rencontrera où que nous soyons et comment nous serons.

Demandez à Dieu à ce sujet... Ne vous fiez pas à votre propre compréhension

Une femme que je connaissais était sur le point de se marier avec un homme. Elle était folle de lui et elle avait hâte de l'épouser. Elle se promenait dans le bureau, parlait de lui avec enthousiasme, planifiait leur mariage et était tombée enceinte de lui. Sa famille et ses amis ont dit qu'ils étaient satisfaits de son choix de l'épouser. Ils ont dit qu'il avait l'air génial sur tous les fronts et qu'il semblait vraiment se soucier d'elle.

Tous les panneaux semblaient pointer « feu vert », allez-y. L'homme semblait excellent. Il semblait certainement de cocher toutes les bonnes cases. Une chose que cette fille n'a pas faite est de demander à Dieu si c'était l'homme qu'il lui fallait. Une personne peut sembler formidable, mais vous devez l'apporter à Dieu avant de l'apporter à quelqu'un d'autre. Immédiatement après leur mariage, l'homme est devenu très paresseux, a choisi de ne pas travailler malgré son diplôme de haut niveau et a commencé à agresser verbalement leur jeune fille. Dès l'arrivée du bébé, l'homme a refusé de travailler pour subvenir aux besoins de sa famille, il a réprimandé sa femme et lorsqu'elle a été assez âgée, il a commencé à agresser verbalement sa fille. Ce n'était clairement pas l'homme qu'il lui fallait et il avait clairement besoin d'aide.

Qu'est ce que je dis? Nous devons demander à Dieu Son apport, Son meilleur. Nous devons consulter Celui qui connaît de manière intime le cœur de chaque personne et découvrir ce qu'Il dit, pas seulement ce que votre famille et vos amis disent. Dans les Écritures, il y a de nombreuses fois où les gens ont été trompés en croyant quelque chose qui a fini par ne pas être vrai parce qu'ils n'ont pas demandé à Dieu ou parce qu'ils n'ont pas tenu compte de ce qu'Il disait. Il est le seul qui sait tout et qui voit tout, nous serions donc sages de rechercher Son conseil pour tout ce que nous faisons.

La foi est l'argent du ciel

Ce n'est pas le besoin qui fait bouger Dieu. C'est la foi. La foi est ce qui pousse Dieu à agir en notre nom. Dans la Bible, nous voyons maintes et maintes fois comment les gens ont démontré leur foi et ont été guéris, ont été sauvés, ont été aidés et ont été bénis parce qu'ils ont cru aux promesses de Dieu et ont fait ce qu'Il leur avait demandé de faire.

Avoir la foi est aussi une façon de dire « Je Vous fais confiance, Dieu. Je sais que Vous avez mes meilleurs intérêts à cœur et que même si je ne comprends pas initialement ou immédiatement ce que Vous faites, je crois en Votre bonté et je crois que Vous ferez de Votre mieux pour moi.>> Dire ça est très puissant. C'est l'abandon. C'est ce qui indique à Dieu que vous êtes prêt à Lui faire confiance, à Lui faire confiance et à Le laisser vous montrer le meilleur chemin.

La foi est aussi synonyme d'espérance et quand on vient à Dieu, on peut toujours avoir de l'espérance car rien ne Lui est impossible. Littéralement, pas une seule chose.

Réponses aux questions fréquemment posées

Au fil des ans, des amis, des membres de ma famille et des personnes que j'ai servies m'ont posé certaines des questions suivantes, j'ai donc pensé qu'il serait très utile de les avoir ici, comme un outil pratique pour aider à mieux comprendre Dieu.

Q: Pouvons-nous prier pour avoir plus de foi ?

R: Assurément. Il serait sage de le faire. Nous pouvons prier pour n'importe quoi, alors pourquoi pas cela ? Lorsque nous prions pour avoir une foi accrue, nous prions pour une plus grande confiance en Dieu et nous la recevons. Il veut que nous croyions en Lui, alors quand nous prions pour plus de foi, Il répondra toujours à cette prière.

Q: Est-il nécessaire de lire les Ecritures et pourquoi ?

R: La lecture des Écritures est extrêmement importante car Ils vous enseignent la personnalité et les voies de Dieu, Ils expliquent la nature humaine et la sagesse, Ils vous montrent les miracles que Dieu a accomplis, Ils nous expliquent à quoi ressemble la volonté de Dieu, elle nous montre la puissance de prière, et bien plus encore.

La lecture des Écritures chaque jour a pour but d'apporter le bonheur, la compréhension, la perspicacité, la sagesse et, essentiellement, nous amène dans une relation plus étroite avec Dieu. La Bible contient toutes les promesses de Dieu, alors quand nous La lisons, nous pouvons voir les bonnes choses qu'Il veut pour nous. Ne jugez pas un livre tant que vous ne l'avez pas lu.

Q: Comment savons-nous quand quelque chose est la volonté de Dieu ?

R: Il le précisera si vous le Lui demandez. Si vous demandez si c'est le bon travail pour moi et que vous ne l'obtenez pas, c'est une façon pour Lui de répondre. Si vous demandez Sa volonté, Il vous dira toujours, soit directement, soit par l'intermédiaire d'une autre personne, d'une manière ou d'une autre, qu'Il vous obtiendra la réponse. Il attend qu'on le Lui demande.

Q: Puis-je choisir ce que je veux croire dans les Écritures ?

R: L'Écriture est toute la Parole infaillible de Dieu. Tout est inspiré par Lui et il n'y a pas d'erreurs dedans, et rien n'a été omis. En tant que tel, nous devons tout considérer comme un fait et je peux vous dire que Dieu est parfait et ne fait pas d'erreurs. Nous devons donc considérer tout dans la Parole comme factuel, et ne pas choisir ce que nous voulons prendre et laisser ce que nous ne voulons pas, comme un bar à salade. La Parole est aussi un moyen très efficace pour connaître la personnalité de Dieu, y compris ce qu'Il permet et ne permet pas.

Q: Si je prie pour quelque chose, est-ce que je l'obtiendrai à coup sûr ?

R: Pas nécessairement. Vous voyez, nous pouvons avoir quelque chose d'aussi grand ou idéal à avoir, mais nous ne voyons pas l'image complète. En tant que tel, nous pourrions demander quelque chose qui pourrait finalement ne pas être le meilleur pour nous. Dieu sait ce qui est le mieux tout le temps, et en tant que tel, Il nous apportera ce qu'Il a de mieux. Parfois (comme cela a été mon expérience), Il nous donnera quelque chose que nous avons demandé juste pour nous montrer que ce n'était pas tout ce que nous pensions que ce serait.

Une chose à garder à l'esprit, cependant, est que s'Il ne nous apporte pas exactement ce que nous avons demandé, Il nous apportera mieux.

Je vais illustrer ce dernier point un peu plus loin : une fille que je nommerai Tamar a pris un travail dans une entreprise qu'elle avait très hâte de rejoindre. Elle était très contente mais sentait que quelque chose n'était pas. Il a aussi déménagé pour ce travail donc ce n'était pas une situation simple. Il a commencé ce nouveau travail et a vu que quelque chose ne semblait pas correct. Avance quelques semaines et elle s'est rendu compte que l'entreprise était au beau milieu d'être investigué pour des matières inappropriées avec leurs finances. En plus, en temps que nouvelle employée, elle serait obligée de répondre aux questions des organisations réglementaires pour ce qu'elle savait au sujet des finances de l'entreprise. Elle s'est trouvé dans une situation vraiment difficile.

En somme

Ayez confiance en Dieu, cherchez-Le ainsi que Ses voies. Développez votre relation avec Lui. Vous allez avoir besoin de Lui à chaque étape du chemin, et ce n'est pas une mauvaise chose !

Chapter 10

Vous êtes un aimant magnétique... qu'appelez-vous ?

Nous sommes tous comme des aimants magnétiques. Nous appelons ce à quoi nous pensons, parlons et concentrons notre attention. Et lorsque nous prononçons des mots positifs et affirmatifs de foi comme <<Je sais que je vais rencontrer l'amour de ma vie>> ou <<Je suis excité parce que j'entre dans l'université de mes rêves>>, nous indiquons à Dieu que nous avons foi en Lui et que nous voulons voir prendre vie sur terre ce que nous savons être dans notre cœur.

Lorsque nous disons des mots négatifs comme <<C'est sans espoir, je n'y arriverai jamais>> ou <<A quoi ça sert, mon enfant est trop loin>>, ce sont d'excellentes recettes pour arrêter et entraver vos bénédictions. Parler de la vie et des mots qui affirment la foi augmente votre magnétisme pour les bonnes choses. Dire la mort et affirmer le doute diminue votre magnétisme envers les mauvaises choses. Lequel voulez-vous invoquer aujourd'hui ?

Entrainez-vous

Il peut être difficile de se concentrer sur le fait de toujours dire des choses positives et d'éliminer les choses négatives de notre vocabulaire. Mais c'est une pratique importante dans laquelle s'engager parce que nos mots sont très importants et ce sont nos mots qui attirent et apportent de bonnes choses dans nos vies. Proverbes 18:21 nous dit <<**La vie et la mort sont au pouvoir de la langue**>>. Si nous ne prenons pas le temps de parler positivement et d'agir positivement, nous ne pouvons pas nous attendre à ce que le positif se manifeste dans nos vies.

Une femme que je connais bien a toujours prononcé des mots négatifs sur sa vie et a toujours dit quel âge elle avait et combien elle était faible, qu'elle était dans ses derniers jours, etc. Je lui ai dit exactement ce que je vous dis aujourd'hui : parlez des choses que vous aimeriez voir apparaître dans votre vie et laissez de côté les choses que vous ne souhaitez pas voir apparaître dans votre vie. Malheureusement dans le cas de cette femme, elle n'a pas écouté mes avertissements et n'a pas suivi cette ligne de pensée des Ecritures et au fil du temps, j'ai vu les effets négatifs que ses paroles prenaient dans sa vie et dans la vie de son mari. J'ai commencé à voir comment elle commençait à avoir l'air vieille et à se sentir incapable de faire beaucoup de choses. Elle ne changeait pas de canal et ne voulait pas penser et parler positivement des choses qu'elle voulait voir et en tant que telle, elle ne voyait que des choses négatives arriver et apporter des choses négatives dans sa vie.

Nous devons réaliser à quel point nos paroles et nos pensées sont puissantes et comment elles changent le cours de nos vies. Les mots que vous prononcez et les pensées que vous engagez peuvent également vous faire sentir bien ou vous faire sentir vaincu. Encore une fois, les pensées négatives et les mots négatifs peuvent venir à votre conscience mais il est important de bien choisir ce que vous acceptez dans votre conscience et dans votre vocabulaire !

Les pensées négatives et les mots négatifs peuvent venir à votre conscience mais il est important de bien choisir ce que vous acceptez dans votre conscience et dans votre vocabulaire !

Vous êtes un enfant de Dieu

Beaucoup de gens traversent la vie en se sentant vaincus, comme s'ils n'iront nulle part dans la vie. Ces personnes attirent en fait la malchance et les mauvaises pauses. Je connais un homme que j'avais déjà servi et qui ne disait pratiquement aucun mot positif au cours de sa vie. En l'écoutant, on croirait qu'il était l'homme le plus misérable de la terre. Il avait une belle maison, des enfants qui l'aimaient et le respectaient, un peu d'argent à la banque, des parents qui l'aimaient et l'un des meilleurs sens de l'humour que l'on puisse espérer trouver chez une personne. C'était une émeute régulière, mais ses paroles étaient vouées à l'échec et à l'autodérision. Il n'arrêtait pas d'insister sur le fait que tout était difficile, que toutes les cartes étaient contre lui, qu'il ne croyait pas que de bonnes pauses pouvaient lui arriver et que la vie était tout simplement trop dure. Dans sa vieillesse, ces choses se sont réalisées une à une. Toutes ces choses négatives dont il parlait sur lui-même étaient arrivées, une par une, et les choses ne s'amélioraient pas.

Lorsque je le servais, j'essayais de lui rappeler d'être positif, de bien parler de lui-même et d'arrêter de se rabaisser. Au fil du temps et avec encouragement, il commença à parler plus positivement au sujet de sa vie. Au fur et à mesure, il a commencé à voir les bonnes choses se produire dans sa vie et les bonnes pauses commencer à se manifester dans sa vie.

Vous n'avez pas besoin de lutter si fort. Vous n'avez pas besoin de vous compromettre pour que les gens vous jettent une miette. Ce que vous devez faire, c'est rester dans la foi, travailler dur dans votre travail et dans tout ce que Dieu vous dit de faire et vous verrez de bonnes faveurs et de bonnes choses vous arriver. Comme un aimant magnétique, vous attirez les bonnes pauses, la bonne fortune et tout le meilleur. Restez simplement dans la foi et cela vous viendra.

Prononcer ces mots positifs sur vous-même et penser à ces pensées positives vous aidera toujours à attirer de bonnes choses et à les intégrer plus rapidement dans votre vie.

Ce n'est pas une question d'un ou deux fois

Dire des mots positifs et avoir des pensées positives doivent tous deux être des habitudes quotidiennes. Ce ne sont pas des choses que vous ne pouvez faire qu'une ou deux fois si vous voulez voir des résultats. Ils doivent être des habitudes régulières que vous faites quotidiennement. Si cela signifie que vous prenez une heure spécifique chaque jour pour le faire ou que vous mettez des rappels pour le faire dans votre téléphone ou votre calendrier ou quoi que ce soit d'autre, alors faites-le.

Vous devez prendre l'habitude de parler et de penser positivement à vous-même et à votre vie.

<<Pourquoi est-ce important, Christine ?>>

Je compare ce processus à un rocher qui doit se déplacer d'ici à là. Dire «bouge» une fois au rocher ne suffira pas. Non. Vous devez parler au rocher chaque jour et le déplacer un peu chaque jour pour qu'il ait des effets permanents. Même chose avec des plantes, par exemple. On ne peut pas donner de la nourriture à la plante un jour et puis s'attendre que la plante va grandir avec santé et être totalement en santé avec une petite ou deux petites gouttes d'eau. On doit faire parvenir la bonne eau pure et naturelle un peu chaque jour pour faire des résultats importants.

De plus, il faut un certain temps pour que les pensées et les mots positifs pénètrent dans votre subconscient. Il faut du temps pour que les pensées et les mots soient ancrés en vous et donc pour voir des résultats réguliers, vous devrez vous engager encore et encore dans ce processus. Certaines personnes prennent l'habitude de le faire 5 à 6 fois par jour et c'est très bien.

Ce que j'ai trouvé fonctionne très bien pour moi, c'est d'avoir un rappel quotidien le matin pour faire mes prières, ma méditation, ma visualisation et dire mes mots positifs que j'aime faire sur ma latte du matin. De cette façon, je sais que je prépare ma journée correctement.

Le rôle de la prière

Le rôle de la prière ne peut pas non plus être sous-estimé. Lorsque nous prions Jésus, nous prions l'Entité la plus puissante du monde. Lorsque nous prions, nous déclarons notre confiance en lui et en Sa puissance et nous demandons : « C'est ce que j'aimerais et ce vers quoi je sens que Vous me guidez. Est-ce la bonne chose à vouloir et si oui, me l'apporteriez-Vous? Si ce n'est pas la bonne chose à vouloir, s'il Vous plaît, parlez à mon cœur et dites-le moi.>>

Jésus répond toujours de l'une des trois manières suivantes :

1. Oui et voilà.
2. Pas encore, mais si vous attendez patiemment et dans l'action de grâce, vous viendrez voir cela se produire.
3. Non, mais J'ai mieux pour toi.

La prière a toujours été destinée (et a été créée pour être) une conversation à double sens avec Dieu. Bidirectionnel signifie qu'Il écoute et qu'Il vous répond. Il peut répondre d'une ou de plusieurs des manières possibles : vous pouvez avoir une idée ou une impression, vous pouvez avoir l'occasion de frapper à la porte, une porte peut se fermer pour vous indiquer que vous allez mieux recevoir ou vous pouvez avoir un personne qui entre dans votre vie pour vous guider plus loin car Il y a plus que vous devez savoir.

Nous sommes privilégiés de pouvoir prier. Oui, j'ai dit privilégié. Pourquoi est-ce que je dis ça ? Parce que lorsque nous prions, nous engageons le Dieu le plus Puissant (Dieu Tout-

Puissant) et nous affirmons notre dépendance à son égard. Selon mes expériences, Dieu ne déçoit pas et Dieu répond. Soyez donc à l'affût.

Chapter 11

Stratégie

Un des points les plus importants que je puisse aborder dans ce livre est de vous parler de stratégie. Stratégie dans la vie, dans l'amour et dans tous les domaines intermédiaires. C'est une des choses les plus importantes que Dieu m'a jamais enseignées : qu'il y a un chemin et une stratégie derrière tout ! La meilleure partie est la suivante : vous n'avez pas à déterminer quelle est la stratégie, Il vous le dira et Il vous y guidera.

Par exemple (je vais commencer par quelque chose de petit): au début de la pandémie de covid, mon chat ne se comportait pas bien. J'ai également lu que de nombreux animaux ne s'accommodent pas très bien des changements de mode de vie de leur propriétaire. Il avait beaucoup de mal à s'adapter au fait que je sois à la maison, puisque je travaillais à domicile, etc. Il a commencé à m'attaquer, ainsi que les membres de ma famille. C'était effrayant. Ensuite, le Seigneur m'a aidé à comprendre que ma relation avec lui devait changer parce que l'environnement et les circonstances avaient changé. J'ai dû mettre en place certaines règles et limites et même quand j'étais à la maison, j'avais besoin d'insuffler de l'espace parce qu'il me voyait trop.

Il en va de même pour la façon dont je devais traiter avec l'homme de ma vie. Je devais lui parler et traiter d'une certaine manière qui avait du sens pour lui et pour son langage amoureux. Le Seigneur a commencé à m'expliquer comment cet homme (pas tous les hommes) mais cet homme avait besoin que je lui parle, ce qu'il appréciait le plus, ce qu'il n'aimait pas et quand il avait besoin d'espace ou avait besoin que je sois là. J'ai trouvé que notre relation avait complètement changé pour le mieux une fois que j'avais constamment instillé ces changements et c'était une des réalisations les plus utiles que j'utilise encore à ce jour.

Un autre exemple est la façon dont je priais pour mes finances. Je me suis rendu compte que je n'étais pas un bon intendant avec une partie de mon argent. Je ne l'investissais pas correctement et il restait là, sans rien faire pour moi. Je savais que cela devait changer, bien sûr, et j'étais déterminé à faire un meilleur travail en gérant mon argent parce que le Seigneur nous fait d'abord confiance avec un peu, puis quand Il vous voit être un bon intendant avec un peu, vous fait confiance avec plus . Je ne sais pas pour vous, mais j'espère qu'il me fera beaucoup plus confiance!

Voici cette Écriture: (Luc 16:10-14)

«Celui qui peut faire confiance à de petites choses peut aussi faire confiance à de grandes choses. Celui qui est malhonnête dans les petites choses sera aussi malhonnête dans les grandes choses. Si on ne peut pas vous faire confiance avec les richesses du monde, on ne vous fera pas confiance avec les vraies richesses. Et si vous ne pouvez pas vous fier aux choses qui appartiennent à quelqu'un d'autre, rien ne vous sera donné en propre. Vous ne pouvez pas servir deux maîtres en même temps. Vous détesterez un maître et aimerez l'autre. Ou vous serez fidèle à l'un et ne vous soucierez pas de l'autre. Vous ne pouvez pas servir Dieu et l'argent en même temps.>>

La prière et la méditation

La prière et la méditation font également partie du processus stratégique et font partie d'une vie positive qui mène à l'abondance et au meilleur de Dieu. Je sais que je l'ai mentionné plus tôt dans le livre, mais il est très important de prendre le temps de prier et de méditer sur ce qu'Il nous guide à faire et comment.

Un de mes professeurs de doctorat me l'a fait remarquer très succinctement et elle avait raison : chaque jour, vous devez vérifier auprès de Dieu pour voir ce qu'Il veut que vous fassiez ce jour-là. C'est la première conversation que vous devez avoir dans votre journée parce que personne ne sait mieux que Lui et chaque jour, il a des choses spécifiques qu'Il veut que vous fassiez. Il ne vous dira pas mardi ce qu'Il veut que vous fassiez jeudi, car Ses conseils sont diffusés dans le temps. Il a une raison de ne pas vous l'avoir dit hier et d'attendre jusqu'à aujourd'hui. Il est également très important (rappelez-vous ce point de plus tôt) de demander des éclaircissements et des questions approfondies pour mieux comprendre et obtenir plus de détails sur ce qu'Il veut que nous fassions.

Dieu a voulu

J'ai réalisé que Dieu avait placé le rêve dans mon cœur d'être un auteur qui a publié de très nombreux livres. Pendant le temps que j'ai eu des congés d'été, et les vacances de Noël, par exemple, Il m'a rappelé cette promesse et a mis quelques livres de Joel Osteen entre mes mains. Il m'a rappelé que je devais commencer à écrire ces livres et faire de mon mieux pour le contenu de chaque livre. Pourquoi? Parce que ces livres, sermons et programmes audio m'ont aidé et m'aident toujours énormément chaque fois que je traverse quelque chose. J'adorerais payer cela en avance et aider quelqu'un d'autre qui pourrait en bénéficier !

J'aimerais maintenant vous donner l'occasion de réfléchir à certaines stratégies qui vous ont aidé dans le passé. Peut-être que ce sont des stratégies que Dieu vous a déjà données et que vous les avez mises en œuvre et peut-être que vous ne les avez pas encore mises en œuvre. Si vous n'avez pas encore demandé ou mis en œuvre, faites-le et notez les résultats. Cela n'a pas besoin d'être fait en 1 jour ou 1 semaine... les résultats prennent parfois un certain temps à se réaliser mais c'est votre point de départ. S'il n'y a pas assez de place sur cette page, n'hésitez pas à noter ce tableau sur votre appareil, papier ou journal et à configurer le tableau comme vous le souhaitez, afin d'avoir suffisamment d'espace pour mettre tous les détails.

Problème	Stratégie	Résultat

Moyens spécifiques = résultats spécifiques

Je me suis rendu compte il y a plusieurs années qu'il y a une manière spécifique de faire quelque chose qui conduira à des résultats spécifiques et qu'il existe une manière définie de faire les choses qui conduiront à des résultats négatifs. Nous devons être incroyablement conscients des stratégies que nous utilisons qui nous mèneront à certains résultats, car lorsque nous entreprenons les bonnes stratégies, nous nous préparons pour un succès total ! J'ai réalisé que le succès peut prendre un peu de temps mais que chaque jour et de chaque manière que nous prenons les bonnes actions, nous devrions nous voir nous rapprocher de plus en plus du résultat positif final que nous cherchions à atteindre.

Ce n'est pas seulement un concept pour les adultes mais aussi pour les enfants, les préadolescents, les adolescents, les jeunes adultes, etc. Lorsque votre enfant cherche de l'aide et des conseils sur la façon de gérer quelque chose, vous feriez bien de lui dire qu'il y a une certaine stratégie qu'ils devront utiliser pour atteindre leur objectif et qu'ils doivent être cohérents dans la prise des bonnes actions qui les mèneront aux résultats finals. Agir pendant un, deux ou dix jours ne suffit pas. Nous devons nous consacrer à entreprendre ces actions au quotidien - cela signifiera probablement utiliser nos planificateurs, nos agendas et nos calendriers pour nous aider à suivre nos progrès et nous aider à réaliser que nous prenons des mesures, solides, vers la réalisation de nos objectifs et de nos rêves ! L'utilisation de motivations visuelles est également une très bonne idée car elles nous aident à garder les yeux sur le prix. Par exemple, de nombreuses personnes utilisent des images de personnes en forme lorsqu'elles sont sur le tapis roulant et font des entraînements - cela les aide à continuer et à se rappeler qu'elles peuvent le faire et que même si c'est difficile, c'est le corps vers lequel elles ou ils travaillent.

Certaines personnes sont naturellement douées pour cela (et c'est très bien). Et certaines personnes ont besoin d'un peu plus d'aide pour que cela fasse partie intégrante de leur mode de vie. Je me souviens quand je me suis mis au défi de faire de l'exercice tous les jours pendant 30 jours et que j'ai utilisé un calendrier pour m'aider à suivre mon plan. Je l'ai fait régulièrement pendant environ 10 à 15 jours, puis je suis devenu paresseux et j'ai commencé à oublier. Je regarde en arrière sur le calendrier maintenant et vois les lacunes (les jours où je n'ai rien fait... pas même du yoga, par exemple) et je l'utilise comme un rappel que je dois rester plus responsable de mes objectifs. Cela signifie que j'utiliserai un calendrier papier, un sur mon téléphone, des rappels et des encouragements affichés dans ma chambre et des personnes pour me garder concentré et motivé. Il n'est pas totalement facile d'entrer dans le rythme de s'en tenir à quelque chose de si nouveau et il est donc logique que l'on ait besoin d'aides comme celle-ci.

Faire des excuses

Je le dis avec tout le respect du monde : certaines personnes sont douées pour trouver des excuses et ne pas donner suite. Par exemple, j'avais une conversation avec quelqu'un et j'ai mentionné à quel point ce serait formidable d'avoir tel ou tel (un corps très en forme et sensationnel) et que j'avais un exemple ou deux que j'admirais pour imiter. Leur réponse était du genre <<Oui, mais cette personne a des chefs privés, des entraîneurs personnels, etc., etc.>> Je ne souscris pas vraiment à cette ligne de pensée. Nous pensons souvent que les célébrités ont beaucoup plus de facilité que nous et que c'est pour des raisons telles qu'elles ont plus d'argent, plus ceci et plus cela, et c'est pourquoi elles ont tout de mieux. Le fait est que les célébrités sont aussi des personnes et qu'ils et elles peuvent avoir autant de contraintes de temps que n'importe qui d'autre, sans compter qu'elles ont souvent des journées de travail de 12 à 14 heures sur les plateaux de production.

Le fait est que vous pouvez consacrer du temps et de l'énergie à quelque chose si c'est suffisamment important pour vous. Il y a toujours un moyen de faire quelque chose et d'accomplir notre objectif. Bien sûr, il est également bon d'avoir des encouragements dans votre coin et des gens qui sont au courant de la raison pour laquelle vous travaillez dur et qui peuvent vous aider en vous tenant responsable. Lorsque nous voulons vraiment quelque chose, nous pouvons et trouvons un moyen de l'accomplir.

Tous les domaines

Au début de ce livre, j'ai mentionné que l'abondance concerne tous les domaines de la vie, et c'est le cas. Après tout, nous ne pouvons pas être abondants si nous avons juste de l'argent mais nous n'avons pas notre santé, ou nous ne pouvons pas être abondants si nous avons juste de la richesse mais nos vies personnelles sont en ruine. C'est pour cette raison que ce livre se concentre sur tous les domaines de la vie et tous les domaines de l'abondance. Dans l'Écriture (Jérémie 29:11), lorsque Dieu a parlé d'avoir des projets pour nous <<car je connais les projets que j'ai pour vous>>, déclare le Seigneur, <<des projets pour vous faire prospérer et non pas vous nuire, des projets pour vous donner de l'espoir et un avenir ». Il ne parlait pas seulement de richesse et d'argent, mais de richesse dans tous les domaines. Alors, arrêtons-nous un instant et je

voudrais vous inviter à réfléchir à la façon dont vous vous débrouillez dans tous les domaines de votre vie.

Décomposons-le par domaine et pour chacun, écrivons comment vous vous sentez. Si nécessaire (et rien de mal à cela), écrivez-le puis mettez-le de côté pendant un petit moment, revenez-y plus tard, voyez-le et revisez-le avec des yeux neufs. Si les catégories mentionnées ici se fondent dans votre scénario spécifique, je vous invite à prendre un journal ou une feuille de papier et à écrire tout ce que vous souhaitez.

Zones (elles ne sont pas écrites dans un ordre particulier) :

Personnel:

Professionnel:

De l'argent:

Carrière:

Santé:

N'hésitez pas à ajouter d'autres catégories si vous vous sentez inspiré.

Maintenant, pensez à où vous sentez que Dieu vous guide dans ces domaines. Autrement dit, prenez un moment pour prier et méditer sur chaque domaine et réfléchissez à l'endroit où Dieu vous guide pour chaque domaine de votre vie. Voici une prière simple que vous pouvez utiliser pour vous aider à démarrer avec ceci :

Seigneur, je voudrais Vous demander comment je devrais faire et aller dans chacun de ces domaines, dans le but de m'améliorer d'après Vous. Vous me connaissez mieux que je ne me connais moi-même et je Vous demande donc Votre avis et Votre sagesse sur la façon dont je me débrouille dans chaque domaine et comment je peux m'améliorer dans chaque domaine. Je Vous remercie d'avance pour Vos réponses et pour Votre sagesse. Au nom de Jésus. Amen.

Je vous mets en garde de ne pas penser aux choses uniquement en termes de statu quo. Pas du tout. Là où Dieu conduit, Il le fournit, donc Il ne regarde pas votre compte bancaire actuel et votre statut actuel d'aujourd'hui. Il regarde des choses que vous ne voyez peut-être pas encore et vous prépare à des succès dans la vie que vous ne voyez peut-être pas encore comme un moyen d'atteindre.

Guide de méditation et de relaxation

La méditation est une merveilleuse façon de calmer votre esprit et de vous laisser tranquille pendant quelques instants. C'est une pratique extrêmement efficace et que vous pouvez faire autant de fois que vous le souhaitez dans une journée.

Cela aide à calmer l'esprit, à penser plus clairement, à être inspiré et à prendre du recul sur n'importe quoi.

Comme certaines personnes peuvent être nouvelles et/ou inexpérimentées en méditation, voici quelques étapes que vous pourriez suivre pour commencer ou améliorer votre pratique de la méditation :

- Trouvez-vous un endroit calme pour méditer où vous ne serez pas interrompu
- Vous pouvez éteindre les lumières si vous le souhaitez
- Fermez les yeux car cela vous aidera à vous concentrer
- Vous pouvez utiliser une musique douce si cela vous aide
- Libérez votre esprit de tous les soucis
- Invitez Jésus et le Saint-Esprit à vous aider à rester concentré et à guider votre méditation, à vous détendre
- Demandez à Jésus et au Saint-Esprit de vous aider à guider votre esprit, vos pensées et vos sensations vers des domaines et des choses spécifiques auxquels vous devez prêter attention
- Gardez vos yeux concentrés sur Jésus tout le temps que vous faites cela. Vous pouvez le faire en imaginant Son nom écrit dans le ciel ou en imaginant Son cœur vous aimer
- Lorsque le Seigneur vous montre quelque chose, il n'y a rien de mal à demander plus d'informations et plus de détails. La méditation, comme la prière, est censée être une conversation à double sens
- Inspirez profondément et profitez de la détente

Si vous sentez que vous obtenez des réponses ou des conseils pendant une méditation, c'est merveilleux. N'hésitez pas à le noter après la méditation afin de ne pas perdre la pensée. La libération de la perspective, le calme et bien plus encore sont quelques-uns des nombreux avantages de la méditation.

Prenez mon amie Janine par exemple. Elle sentait fortement qu'elle était guidée pour commencer un ministère d'enseignement, mais le travail et les ressources dont elle disposait à l'époque n'étaient pas suffisants pour l'y amener. Eh bien, le Seigneur savait tout cela et voilà, Il a changé sa vie. Les circonstances et les défis qui étaient dans sa vie ont commencé à s'écarter rapidement de son chemin, alors qu'elle a commencé à prendre le premier, puis le deuxième, puis le troisième et ainsi de suite et ainsi de suite pour accomplir ce que Dieu avait mis sur son cœur. Janine a pu voir la grande œuvre de Dieu dans sa vie et elle a vu sa vie complètement changée une fois qu'elle a commencé à faire les premiers pas et à avoir foi en ce que Dieu la guidait à faire.

Faire des erreurs

L'une des questions que l'on me pose le plus souvent lorsque je sers les gens est : « Et si je fais une erreur ? Et si je déconne ? Que se passe-t-il si je ne fais pas cette étape ou celle-là correctement ? Vais-je rater tout mon destin ? Dieu cessera-t-Il de m'aimer ? Serai-je condamné à jamais pour un seul faux pas ?

La réponse courte est : non, Dieu ne vous condamnera pas, ne cessera certainement pas de vous aimer, vous ne manquerez pas tout votre destin et vous aurez des occasions de réparer et de corriger là où vous vous êtes trompé.

Ne pas s'inquiéter.

Dieu a déjà pris en compte le fait que nous sommes tous humains : des créatures qui font des erreurs et font les choses de manière incorrecte. En tant que tel, Il prend des dispositions pour nous et nous aide à nous remettre sur la bonne voie même lorsque nous commettons des erreurs. Il est fantastique pour nous pardonner les faux-pas et les faux mouvements parce que ce qu'Il regarde, c'est notre cœur. Qu'est-ce que ça veut dire? Il regarde notre cœur et Il regarde le fait que nous essayons, et Il offre des opportunités pour réparer les choses et, tout comme un GPS, pour recalculer et avoir une autre chance de bien faire les choses.

Dieu est un Dieu de deuxième, troisième et quatrième chances. Je ne connais personne (moi y compris) qui n'a pas fait beaucoup d'erreurs et qui a eu besoin de la bonne grâce, de l'amour et de la patience de Dieu pour nous aider tout au long. En outre, une note spéciale à tous ceux qui pourraient se sentir «moins que» pour avoir gâché et avoir besoin de sa bonne grâce: vous n'êtes pas moins que, Dieu vous aime autant aujourd'hui que n'importe quel autre jour et Il ne compte pas le score de vos gâchis. Si vous vous trompez, vous en repentez simplement et vous avancez de la manière qu'Il vous dit de faire. Cela peut prendre un peu plus de temps pour se remettre sur la bonne voie et réparer les choses afin que vous puissiez vous remettre sur la bonne voie, mais il y a toujours un moyen (avec Dieu) de revenir sur la bonne voie et de réparer les choses.

Pour en revenir à une de mes amies, qui a gâché une partie de ce qu'elle était censée faire. Elle est allée à gauche au lieu de droite et par conséquent, elle s'est retrouvée dans un espace où elle n'était pas censée être. Je lui ai dit la même chose que je te dis : reconnais-le et avance. L'astuce consiste à ne pas rester coincé dans le dégoût de soi, l'autodérision et de ne voir que le négatif. Ce n'est pas ce qui va vous faire avancer et ce n'est pas ce que Dieu veut pour vous. Avancez vers le résultat fructueux vers lequel vous savez que vous êtes censé travailler.

> L'astuce consiste à ne pas rester coincé dans le dégoût de soi, l'autodérision et de ne voir que le négatif. Ce n'est pas ce qui va vous faire avancer et ce n'est pas ce que Dieu veut pour vous.

Quand j'ai fait ces erreurs, une chose en particulier que j'ai trouvée utile est de demander à Dieu pour de la patience. Je savais que mon erreur m'avait fait reculer et que ça me frustrait vraiment. Alors, j'ai décidé que je prierais pour plus de patience et pour avoir la présence d'esprit de penser de manière profonde, et cette fois, de faire les choses comme Il m'a guidé de les faire. J'ai été un campeur (au sens figuré) plus heureux à cause de cela et j'ai vu les choses avancer beaucoup plus rapidement que je n'aurais pu l'imaginer.

C'est une excellente idée pour vous de demander également cette grâce, cette paix, cette patience supplémentaire et bien plus encore. Une fois, j'ai entendu quelqu'un dire que parce que cette personne est un homme ou une femme de Dieu, Dieu l'aidera davantage et l'aimera davantage. Pas vrai du tout. Dieu nous aime tous de la même manière et Il aspire à ce que vous vous tourniez vers Lui, peu importe à quel point vous avez foiré dans le passé, peu importe à quel point vous êtes allé dans le terrier du lapin proverbial, peu importe tout et tout. Dieu vous aime toujours et Il reste Prêt à vous aider et à vous faire avancer vers tout ce qu'Il vous a appelé à être.

Faire preuve de grâce, d'amour et de compréhension les uns envers les autres

Les gens ont besoin que les autres leur montrent de la grâce, de l'amour et de la compréhension. Nous essayons tous, mais nous allons tous, à un moment donné, gâcher et nous avons besoin et exigeons que les autres soient gentils, attentionnés et merveilleux à propos de nos gâchis. Cela signifie que nous ne parlons pas négativement derrière le dos les uns des autres, nous sommes et restons solidaires et quand nous le pouvons, nous aidons. Je crois fermement que si nous faisions ces choses, nous serions tous beaucoup mieux en tant que société et par conséquent. Cela signifie qu'au lieu de donner un coup de pied à quelqu'un lorsqu'il est à terre (le renverser plus bas), nous pouvons plutôt donner un coup de main. Nous pouvons fournir des encouragements utiles. Nous pouvons fournir des histoires sur la façon dont nous étions une fois à terre et nous nous sommes améliorés. Nous leur dirions ces choses dans le but de les aider à se sentir aimés et soutenus.

Pour aller plus loin, lorsque les enfants, les préadolescents et les adolescents voient des adultes (n'importe où et partout) faire preuve de gentillesse et d'attention les uns envers les autres, ils prennent l'exemple et pour beaucoup, cela les incite et les propulse à faire une bonne action envers quelqu'un d'autre. La jeune génération prend note de ce que nous faisons et quand ils voient de bons exemples, ils commencent à les imiter.

Je me souviens d'avoir vu une dame âgée avec des sacs d'épicerie qui avait du mal à les faire entrer chez elle. Un jeune garçon qui se trouvait à proximité dans le quartier a vu qu'elle se débattait et a demandé à son professeur s'il pouvait s'excuser une minute pour aller l'aider. Le professeur nota ses bonnes pensées et intentions et garda un œil sur lui pendant qu'il allait aider la vieille dame. De tels petits actes de gentillesse au nom de n'importe qui et de tout le monde peuvent faire beaucoup pour nous aider tous à être plus heureux et en meilleure santé. J'imagine les bons sentiments de joie que ce jeune homme avait quand il aidait la vieille dame à faire ses courses. Il y a peut-être eu beaucoup d'autres personnes dans la région (y compris ses camarades de classe) qui ont peut-être vu l'acte de gentillesse de ce jeune homme et ont peut-être été incitées à faire un acte de gentillesse pour quelqu'un d'autre à un autre moment et à un autre endroit.

Ce n'est pas différent quand nous sommes adultes. Nous devons être gentils, aimants, chaleureux et solidaires les uns envers les autres. Même s'il s'agit d'une personne que vous n'aimez peut-être pas et qui n'a pas été gentille avec vous dans le passé. Vous ne savez jamais comment votre acte de gentillesse peut les changer.

Cela contribuera certainement grandement à vous assurer que vous démontrez le meilleur de Dieu et que vous êtes bon envers ses enfants, ce que Dieu aime toujours.

Comment pouvons-nous montrer de la grâce, de l'amour et de la compréhension les uns envers les autres ? Voici quelques suggestions :

- Complimenter quelqu'un dans ses efforts pour s'améliorer
- Rappelez à quelqu'un qu'il est en route et félicitez-le d'avoir fait les premiers pas vers l'amélioration
- Parlez à quelqu'un du pouvoir de la prière et de la façon dont nous pouvons toujours nous tourner vers Dieu pour des aides supplémentaires d'amour, de grâce et de patience

- Quand quelqu'un traverse une période difficile, apportez-lui quelque chose de merveilleusement réconfortant et faites-lui savoir que vous êtes là pour parler
- Soyez cette épaule sur laquelle pleurer
- Rappelez-leur et félicitez-les du fait qu'ils s'améliorent un peu chaque jour
- Lorsque quelqu'un se trompe, partagez une histoire réconfortante sur la façon dont vous vous êtes trompé, dans le but de lui faire savoir qu'il n'est pas seul dans son pétrin
- Quand quelqu'un ne se sent pas bien, rappelez-lui que Jésus est toujours là pour le relever et l'aider à se relever. L'amour, la grâce et la miséricorde de Dieu sont infinis
- Faites des provisions pour le gâchis de quelqu'un et dites-lui que ce n'est pas grave

Je n'oublierai pas qu'un jour, j'étais en retard au travail et que j'étais sur l'autoroute dans une circulation bloquée. Je suis arrivé à la réalisation inévitable que je n'allais jamais arriver à l'heure et que je ne m'étais clairement pas laissé assez de temps pour me rendre sur les lieux, compte tenu des deux accidents de voiture qui étaient sur la route. J'étais assis dans ma voiture dans l'allée (même pas en train d'avancer) et me tortillant, j'ai décidé d'envoyer un text à la personne responsable a mon travail et de lui faire savoir que j'allais être en retard. J'avais franchement peur de la façon dont ils allaient agir et réagir. À mon grand étonnement et à ma bonne surprise, le texte est revenu immédiatement et la personne a dit : « Ne vous inquiétez pas. Soyez juste en sécurité.>> En fait, mon cœur a un peu fondu. J'ai été très touché par la réponse parce que j'étais en fait inquiet de la façon dont ils allaient réagir. C'est un excellent exemple de la façon dont cet étranger (relatif) m'a accordé grâce, gentillesse et courtoisie et comment cela m'a littéralement réchauffé le cœur quand ils l'ont fait !

Lorsque nous accordons tant de gentillesse, de grâce et de courtoisie aux autres, nous nous sentons vraiment bien. Nous n'obtenons peut-être pas toujours les commentaires de la personne pour savoir comment la grâce que nous avons étendue lui a fait ressentir à ce moment-là, mais nous pouvons certainement supposer que nous avons étendu cette gentillesse aux gens dans le passé et cela en soi devrait nous faire sentir bien.

Critique constructive

Maintenant, quand je dis de faire preuve de gentillesse et d'attention envers les autres, cela ne signifie pas que nous ne pouvons pas leur fournir des critiques constructives utiles. Nous le pouvons certainement, lorsque la personne est prête et ouverte à cela. Qu'est-ce que je veux dire par là ? Si la personne demande des commentaires, elle doit être ouverte à certaines critiques constructives, et vous pouvez lui dire gentiment et calmement où elle doit s'améliorer. Cela profite énormément à la personne, car elle pourra entendre le point de vue d'une autre personne sur les choses et comment elle peut améliorer son travail et ses résultats.

Je trouve toujours utile de rappeler aux gens que lorsque vous vous adressez à quelqu'un pour une critique constructive, il va vous parler de choses qui doivent être améliorées et qui doivent être affinées. Il n'y a rien de mal à cela et si vous avez besoin de temps pour le laisser reposer pendant que vous considerez l'information, vous pouvez le leur dire. La raison pour laquelle je fais ce point est que beaucoup de gens se mettent en colère (parfois même enragés) lorsque d'autres personnes mentionnent des domaines d'amélioration qu'ils ont demandés, mais ils ne prennent pas bien les commentaires. (Bien sûr, j'y suis allé aussi). La meilleure chose que vous puissiez faire dans ce cas est de vous asseoir un peu avec les informations et d'y réfléchir, en vous posant les questions suivantes :

Cette personne m'a-t-il donné des critiques constructives avec les meilleures intentions ?

Cette personne m'a-t-il approchée de manière réfléchie et gentiment ?

Cette personne avait-il raison dans ce qu'il disait ?

La mise en œuvre de cette critique constructive améliorera-t-elle mon travail et, par conséquent, leur contribution devrait-elle être mise en œuvre ?

Après un certain temps, vous constaterez peut-être que la personne avait vraiment vos meilleures intentions à cœur et qu'il venait d'un endroit formidable - un endroit où il vous aide à vous améliorer. Si vous pensez que ce n'était pas le cas, alors (comme nous avons tous le libre arbitre), vous pouvez exercer votre option pour rejeter cette critique et choisir de passer à autre chose.

Lorsque nous travaillons sur l'amélioration de soi, nous devons garder à l'esprit que cela nécessitera du travail, cela demandera du temps et cela demandera de la patience. En tant que tel, nous devons nous assurer que nous prenons cela dans la foulée.

Ne vous contentez pas de vous lancer....demandez !

Tout le monde ne recherche pas tout le temps des commentaires constructifs, alors avant d'essayer de les fournir, demandons-leur si c'est le bon moment ou le bon contexte pour cela. Vous pourriez avoir les meilleures intentions, mais si la personne n'est pas prête à l'entendre, cela tombera dans l'oreille d'un sourd ou pire encore, vous pourriez recevoir un contrecoup. Alors ne vous contentez pas d'intervenir, demandez-leur si c'est approprié et si c'est un bon moment.

La plupart du temps, il me semble que les gens ont besoin de se préparer mentalement à ce qu'ils appellent des réactions négatives. Ils s'y préparent d'une manière qui indique qu'ils sont sur le point de recevoir les pires informations au monde. Ce n'est pas nécessaire. Les commentaires constructifs sont votre opportunité de grandir et de vous améliorer, et même si cela pique parfois un peu, nous devons garder à l'esprit la bonne intention générale : que la personne essaie de nous aider à nous améliorer avec douceur, gentillesse et soutien.

Alors allez-y, demandez et attendez patiemment cette réponse. Ce n'est peut-être pas le meilleur moment, mais si la personne peut voir que vous avez de bonnes intentions, il réservera du temps pour vous entendre, vous et vos idées.

Chapter 12

Obtenir l'aide de Dieu... en avons-nous besoin ?

Nous avons définitivement besoin de l'aide de Dieu pour tout. Il guide toujours avec les meilleures intentions du monde, nous amenant exactement là où nous devons être et dans les délais dont nous avons besoin. Il y a des heures fixes pour tout et nous ne savons pas toujours quand ces heures seront. Dieu le fait et encore une fois, Il connaît les meilleurs moments pour nous amener tous là où nous devons être dans le bon laps de temps (pas nécessairement notre laps de temps).

Je n'oublierai jamais quand j'ai reçu des commentaires négatifs au travail à propos de quelque chose que j'avais fait. Je n'avais pas réalisé que j'avais fait quelque chose de mal, et quand j'ai reçu les commentaires négatifs, je n'étais pas contente. Je l'ai pris assez mal et j'ai dû passer du temps avec Dieu afin de réfléchir sérieusement et de réfléchir aux commentaires. Une fois que j'ai réalisé que Dieu me convainquait avec amour, j'ai réalisé qu'il y avait aussi une prise de conscience de l'espace pour m'améliorer dans le domaine même où j'avais échoué. Lorsque nous prions et demandons Sa direction et pour révéler des lacunes, des gâchis, etc., nous devons être reconnaissants et ensuite nous devons prendre des mesures pour arranger les choses.

Faire les choses correctement peut être aussi simple que s'excuser, mais ce n'est pas toujours le cas. L'offense peut être quelque chose qui peut prendre des jours, des semaines, voire des mois ou des années à réparer, mais si nous voulons vraiment faire les choses correctement, alors nous prierons pour la patience et la clarté de la perspicacité, et nous irons de l'avant et ferons tout qui est nécessaire pour redresser la situation. Faire les choses correctement est un processus et même si nous voulons un résultat «heureux» instantané, ce n'est peut-être pas la réalité que nous vivons.

Je parlais à mon amie d'un domaine où elle avait fait une erreur et doucement, le moment venu, je lui ai mentionné l'erreur. J'ai essayé d'inclure des preuves de la raison pour laquelle ce choix était une erreur et comment elle peut y remédier. Elle a vu qu'il y avait une petite erreur de sa part, mais elle avait pris la décision de ne pas prendre le temps de la réparer. Elle a déclaré que cela prendrait trop de temps et qu'elle n'était pas sûre de vouloir consacrer autant de temps, d'énergie et d'efforts à cette entreprise. J'ai essayé de lui faire comprendre que, dans ce cas, l'erreur était commise depuis de nombreuses années et qu'il ne faudrait pas dix minutes pour la réparer, mais qu'avec des actions conscientes et cohérentes, elle pourrait commencer à réparer et à réparer un peu chaque jour.

Lecteurs, je vous dis ceci pour vous faire comprendre que même si les choses peuvent prendre du temps (certainement, devenir bon dans notre marche et notre relation avec Jésus va prendre beaucoup de temps), ce temps en vaut la peine. Pourquoi? Parce que pour accéder à Son meilleur pour nous, nous devons avoir une relation solide avec Lui car c'est ainsi qu'Il nous guidera vers Son meilleur pour nous, mieux que nous ne pouvons le voir par nous-mêmes. Mais vous devez faire les premiers pas, si vous ne l'avez pas déjà fait.

Avant de devenir un chrétien engagé, une amie m'a dit cette leçon exacte et je ne l'ai pas comprise. Je ne pouvais pas comprendre cela et j'étais prête à demander pourquoi c'était important et en quoi cela était bénéfique pour moi, pour nous tous.

Jusqu'à ce que je le vois et l'expérimente moi-même.

J'ai commencé à prier pour que Dieu m'ouvre les yeux et me montre à quel point Sa volonté était plus sage, plus intelligente, meilleure que la mienne. Il a commencé à me montrer que dans les affaires personnelles, la carrière, les finances, les affaires, essentiellement dans tous les domaines, comment Il guide vers le mieux. Je commençais à voir et à expérimenter à quel point mon propre point de vue était si limité et limitatif et à quel point ses voies étaient meilleures. Oui, j'étais à l'époque assez arrogant pour penser (au départ) que ma voie et mes perspectives étaient meilleures que les Siennes.

Je n'oublierai pas comment j'ai prié pour une certaine chose... voici ce récit : je siégeais au conseil d'administration d'une société de copropriété et il y avait un autre membre du conseil qui servait également et avec qui je me disputais. Lui et moi n'étions pas d'accord, en fait nos manières individuelles étaient diamétralement opposées. Réunion après réunion, je me suis assis là, me heurtant à cet homme et ne l'appréciant évidemment pas. Il n'avait pas l'air de m'apprécier non plus. Au lieu de demander à Dieu ce que je devais faire, je suis allé et j'ai commencé à prier seul pour qu'il quitte le conseil d'administration. Ce n'était pas sage car même lorsque votre prière est exaucée, vous ne savez pas ce qui se cache au coin de la rue, vous devriez donc vraiment demander son avis et sa perspicacité sur la question. Eh bien, je ne l'ai pas fait dans ce cas et bien sûr, un jour de manière très inattendue, ce membre du conseil d'administration a démissionné. Sa décision a été effective immédiatement. À l'époque, j'en étais un peu content, pensant que j'avais maintenant une meilleure opportunité de faire avancer les choses pour le bien des propriétaires de condominiums et d'une manière différente de ce qui se faisait par le passé.

Eh bien, ce n'est pas ce qui s'est passé.

Lorsque ce membre du conseil a démissionné, un autre est venu au micro (au sens figuré). Il prenait des décisions avec encore plus de force et faisait respecter ses propres voies et commençait essentiellement à gouverner avec une poigne de fer proverbiale. En plus de cela, il a commencé à me réprimander et à me rejeter, ainsi que ma contribution, à chaque occasion qu'il a eue. C'était tout simplement pas approprié ou professionnel. C'était un mauvais affrontement et les choses devenaient encore pires qu'avant. Si j'avais demandé, Dieu m'aurait dit une meilleure façon de gérer les choses et une meilleure chose plus stratégique pour laquelle prier.

Nous avons certainement besoin de l'aide de Dieu parce que non seulement nous ne réalisons pas l'image complète des choses, mais nous devons également demander de la sagesse sur la façon de gérer les choses de la bonne manière. Il voit tout cela et Il sait comment nous aider à naviguer dans les choses, mais nous devons Lui demander et ensuite obéir à ce qu'Il dit, même si cela n'a pas de sens pour nous tout de suite.

Chapter 13

<<Mais Dieu n'est pas là et ne me connaît pas>>

Beaucoup de gens à qui je parle (de toutes les religions et de tous les horizons) me disent régulièrement qu'ils ne connaissent pas ou ne veulent pas croire en Dieu parce qu'ils ne Le connaissent pas, qu'Il n'est pas « dans les parages » et qu'ils ont aucune idée de la personnalité de Dieu.

Je comprends d'où ils viennent parce que moi aussi j'étais comme ça. Je ne connaissais pas Dieu non plus jusqu'à ce que j'ai passé environ une année concentrée à passer du temps seul avec Lui, à lire les Écritures, à lire des témoignages de personnes et à écouter régulièrement différents sermons. Tout comme il faut du temps pour apprendre à connaître une nouvelle personne qui peut devenir un bon ami ou un meilleur ami, Dieu n'est pas différent. Il a une certaine personnalité bien établie et Il veut que vous ayez une relation avec Lui. Je le répète parce que c'est un point vraiment important : Il veut que vous ayez une relation active, vivante, respirante et vibrante avec Lui.

L'une des plus belles choses que j'ai apprises dans ma proximité avec Dieu depuis que j'ai commencé il y a de nombreuses années, c'est qu'il s'agit d'une relation vivante, active, vibrante et dans le même souffle, oui, Dieu sait qui vous êtes, vous aime infiniment plus que vous pouvez demander ou imaginer et franchement, connaît chaque cheveu de votre tête (Luc 12:7). Vous, comme moi, n'avez peut-être pas eu conscience de la possibilité d'avoir une relation active avec Lui, mais Il a été conscient de vous et vous connaît très bien. Les Écritures disent qu'Il vous connaissait dans le ventre de votre mère et si vous lisez mon premier livre, Jésus vous aime, vous verrez qu'il vous connaissait avant même votre création et qu'Il vous a aimé profondément à partir de ce moment-là.

Alors, que signifie une relation vivante, active et dynamique ? Cela signifie que, comme votre meilleur ami, vous pouvez et devez littéralement lui parler tous les jours, partager vos pensées et vos idées, vos sentiments, etc., y compris poser des questions, demander des explications, des idées et plus encore. Il est là et veut que vous ayez besoin de décharger ou de montrer votre bonheur ou toute gamme d'émotions, Il est là pour vous parler à 2 heures de l'après-midi et à 2 heures du matin. Il est toujours là, prêt et disponible et c'est formidable parce qu'une fois que vous commencez à comprendre la sagesse qui existe et qui peut s'infiltrer dans chaque décision que vous prenez (si vous le permettez), vous verrez comment votre vie peut s'améliorer.

Trop souvent dans la société, nous ne nous renseignons pas et nous ne parlons pas de la nécessité pour les gens d'être proches de Dieu. Nous n'en parlons pas dans les écoles, et nous n'en parlons pas vraiment activement dans divers cercles sociaux. Quand j'étais jeune, je n'avais jamais été dans une Église qui parlait de la relation active et dynamique disponible avec le Christ. J'ai appris cela plus tard par un ami qui avait une relation très active avec Lui. Je pense vraiment que ce manque d'aller à Dieu est l'une des plus grandes (sinon la plus grande) raisons pour laquelle la santé mentale des gens se détériore et que les gens n'apprennent pas à se battre en utilisant les Écritures et avec l'autorité que nous avons en Christ.

Certains amis et membres de la famille m'ont demandé de décrire les avantages qui sont disponibles grâce à une relation avec le Christ et j'ai donc pensé les partager ici, pour le bénéfice de vous tous, mes chers lecteurs :

* être capable de parler et de converser avec Dieu à tout moment de la journée, que ce soit par votre propre esprit ou à haute voix via la parole
* accès au plus Grand Esprit du monde
* accès à la plus grande sagesse du monde
* paix et bonheur inégalé parce que vous avez retiré de votre poitrine des choses qui vous dérangeaient
* une pléthore et une abondance de ressources pour vous aider à chaque étape de votre propre marche avec lui
* la capacité de Lui montrer à quel point vous avez besoin de Lui et à quel point vous êtes vulnérable
* la paix et le bonheur inégalé parce que vous savez que selon l'Écriture, vous faites tout ce que vous pouvez et ensuite vous Lui laissez le soin de vous aider à traverser tout
* sachant que votre meilleur Ami est là pour vous à tout moment
* sachant que votre meilleur Ami peut tout faire arriver à tout moment (et n'est pas limité aux lois du monde naturel)

* avoir sa direction surnaturelle à travers tous les choix et décisions de la vie

* sachant que, peu importe le genre de vie que vous avez eu ou que vous avez, Il vous aime plus que n'importe quel humain et Il est toujours là, même si peut-être vos propres parents ou gardiens (qui que ce soit) n'étaient pas là pour vous

* accéder au plus sage de tous les livres, la Bible, et être capable de prier le Saint-Esprit (qui vit en vous) pour une plus grande perspicacité afin de mieux comprendre la Bible

* la connaissance que les disciples étaient des hommes ordinaires et pourtant, Dieu a fait de grandes choses à travers eux (je ne sais pas pour vous, mais je suis aussi ordinaire qu'eux)

Ce ne sont là que quelques-uns des avantages d'une vie dans une relation active avec Christ, mais la chose la plus importante de toutes est d'en faire réellement l'expérience. Vous devez réellement commencer par l'étape 1 et découvrir à quoi ressemble vraiment cette relation.

Tenue de journal

Une autre recommandation que j'ai est de tenir un journal. Tenir un journal où vous pouvez écrire toutes vos pensées, vos sentiments, vos prières et plus encore est un excellent moyen de garder une trace des choses et de regarder en arrière un jour et de voir vos progrès. Vous regarderez en arrière sur vos journaux et vous vous sentirez mieux en voyant les progrès que vous avez accomplis pour arriver là où vous en êtes actuellement dans la vie et vous apprécierez les sentiments de savoir que vous avez fait telle ou telle chose pour améliorer votre vie.

N'importe quel type de journal fera l'affaire. J'ai tendance à préférer ceux où il y a des Écritures ou une dévotion quotidienne incluse sur chaque page, ce qui m'aide à me stimuler et à m'encourager à lire et à me souvenir des Écritures au fur et à mesure.

Tenir un journal avec votre conjoint ou un autre significatif

Une très bonne idée est d'avoir un journal pour vous et peut-être un avec votre conjoint ou un autre significatif. Pourquoi est-ce que je dis ça ? Parce que c'est une très bonne chose de partager vos pensées et vos sentiments les plus intimes avec votre partenaire et d'y revenir plus tard et de voir comment vous avez tous les deux appris, vécu et grandi au fil des ans. Partager cela avec votre conjoint ou un autre significatif vous permettra à tous les deux de vous sentir beaucoup plus proches l'un de l'autre et vous permettra de partager quelque chose de vraiment significatif, sans parler de faire partie de la vie et de la croissance de l'autre en tant qu'individus et en équipe.

Être un partenaire (qu'il s'agisse de conjoints, de petit ami et de petite amie, de fiancés, peu importe) signifie que cette personne peut voir votre être le plus profond, votre âme. Je trouve toujours incroyable que les gens disent qu'ils n'ont pas l'impression de bien connaître leur conjoint parce qu'ils n'ont pas partagé, que cela signifie partager leurs pensées, leurs sentiments, leurs désirs, peu importe. Votre conjoint et, ou votre autre significatif est censé être cette personne avec qui vous pouvez partager vos pensées et vos désirs, vos sentiments et vos secrets les plus intimes et les faire aimer, être gentils et accepter tout ce que vous avez partagé. Avoir ce journal partagé est une excellente idée pour que cette relation se développe et devienne beaucoup plus profonde et plus significative.

Si vous faites partie de ces personnes qui se sentent timides ou nerveuses pour commencer ce voyage, sachez que vous n'êtes pas seul. Tant de gens ressentent cela et il faut un certain acte de foi pour laisser entrer l'autre personne, surtout si ce n'est pas quelque chose que vous avez déjà fait auparavant ou que vous n'avez pas fait depuis un certain temps. Donnez-vous la permission d'y aller une étape à la fois, une page partagée (si vous voulez) à la fois et apprenez à laisser entrer cette personne, si Dieu dit que c'est la bonne personne et le bon moment.

Vous remarquerez dans ce livre que je reviens toujours à cela : demander à Dieu. Demandez-Lui tout, partagez tout. Il vous connaît déjà mieux que vous ne vous connaissez vous-même et vous aime avec tous vos défauts, défauts, insécurités et plus encore.

Il faut également le dire ici et je m'en voudrais de ne pas souligner le fait que si votre conjoint ou votre proche n'est pas aimant, gentil et ne soutient pas ce que vous vivez, cela pourrait être un problème. Si votre partage est accueilli avec autre chose que de l'appréciation, de la gentillesse et du soutien, alors mon ami, je ne suis pas sûr que ce soit la bonne relation pour vous. Même si notre partenaire est une personne sage, plaisante et généralement un peu plus dure (ce qui est bien), il ou elle doit toujours aimer et soutenir vos sentiments et vos idées, car c'est ce qu'une relation saine exige. Si ce n'est pas le cas, priez pour voir ce que Dieu voudrait que vous fassiez dans cette situation.

Chapter 14

Se sentir bien et prendre soin... mentalement

L'abondance inclut définitivement la santé, le bien-être et le bien-être et c'est pourquoi je veux dédier ce chapitre et le suivant à se sentir bien et à prendre soin de soi. Le chapitre 14 traitera de se sentir bien mentalement et de faire attention, tandis que le suivant traitera de se sentir bien physiquement et de faire attention à notre corps.

Prendre soin mentalement signifie être vraiment bien avec nous-mêmes et nous donner l'espace pour parler, pour nous sentir heureux, et pour faire des pauses dans le travail afin de nous ressourcer et de faire des choses qui nous aident à nous sentir mentalement à notre meilleur. Il faut beaucoup d'endurance mentale pour travailler au mieux chaque jour et nous devons donc nous assurer que nous prenons le temps de nous déconnecter, de nous entraîner, de parler à nos proches, d'écrire (si vous le souhaitez) et de faire des activités qui contribuent à notre bien-être mental et nous aident à nous décharger. Lorsque nous nous sentons fatigués et dépassés, nous ne travaillons plus de notre mieux ou ne faisons plus de notre mieux pour notre famille et nos amis et peu importe qui vous êtes, prendre des pauses pour votre bien-être mental est extrêmement important.

Voici quelques éléments connus pour aider les gens à se sentir mieux mentalement. Essayez-en un ou plusieurs. Le fait est que le but reste de se sentir mieux et plus en forme mentalement et prêt à affronter la vie :

* s'entraîner
* méditation et yoga
* activités physiques intimes
* parler ou écrire des choses
* regarder quelque chose d'amusant ou de relaxant
* lire quelque chose d'amusant ou de relaxant
* achetez-vous des fleurs ou quelque chose qui vous rend heureux
* faire une promenade dans la nature
* écoutez de la musique classique ou de la musique que vous trouvez édifiante
* appeler un ami
* lire un livre heureux
* faire quelque chose de gentil pour quelqu'un
* construire quelque chose (le sentiment d'accomplissement qui en découle sera vraiment formidable)
* jouer d'un instrument
* assister à un cours ou à une lecture
* prier
* boire de l'eau ou du thé ou une tasse de chocolat chaud
* déguster une bière avec un pote
* regarder un film
* faire une sieste

* prendre une bonne et longue douche ou un bain moussant
* regarder un spectacle d'humour

Notre santé mentale est si importante et franchement fragile. Quelque chose qui se passe dans notre journée peut nous déclencher ou nous mettre de mauvaise humeur et cela peut prendre des heures, des jours ou plus pour nous sentir mieux. C'est pourquoi nous devons trouver des petites façons de nous rendre heureux un peu chaque jour. Lorsque vous prenez le temps d'investir dans votre propre santé mentale, tout le monde autour de vous (pas seulement votre famille et vos amis, mais tout le monde) appréciera davantage votre compagnie et les interactions avec vous. Le bonheur est contagieux parce que les gens aiment être entourés d'autres personnes qui les rendent heureux et, par conséquent, font de leur santé mentale une priorité.

J'ai lu une fois que méditer pendant 15 minutes dans votre journée est suffisant. Je ne sais pas pour vous, mais je trouve le besoin fort de méditer quelques fois par jour pendant ces quelques minutes ou plus longtemps. Cela me permet de calmer mon esprit et mon corps afin que je puisse penser plus clairement et que je puisse prendre les meilleures décisions et être la meilleure version de moi-même. Si je ne prends pas ce temps (comme beaucoup d'autres peuvent également en témoigner), nous pouvons nous retrouver grincheux, colériques, irritables, ennuyés et ennuyeux et parfois à l'extrême, nous pouvons nous en prendre aux autres. Il faut une réflexion personnelle honnête pour se rendre compte que vous pourriez avoir besoin d'aide ou que vous pourriez avoir besoin de ralentir un peu les choses si vous sentez que vous arrivez à un point qui n'est pas génial.

Prenez un moment maintenant et faites de la méditation guidée et de la relaxation, où vous permettez à votre esprit de se calmer, et à la fin, pourquoi ne pas noter quelques idées sur la façon dont prendre ce temps vous a permis de ressentir, ce que vous avez vécu, comment cela vous a aidé et si quelque chose d'autre ou une modification pour la prochaine fois peut vous aider à vous sentir encore mieux la prochaine fois. Je fournirai un scénario de méditation guidée suggéré et vous êtes bien sûr libre de l'utiliser si vous le trouvez utile. Il peut être judicieux de se rendre dans un espace calme où il n'y a pas d'interruption pendant cet exercice, pour tirer le meilleur parti de l'expérience.

Méditation guidée suggérée : Imaginez que vous êtes seul, vêtu de vos vêtements les plus confortables, marchant lentement et avec précaution dans une belle zone herbeuse privée bordée d'arbres et il n'y a que vous et vos pensées. Tout ici est heureux et beau et exactement comme vous voudriez que ce soit. Demandez au Saint-Esprit d'inclure toute autre chose dans le scénario dont Il sait que vous aurez besoin. Tout ici est paisible, joyeux et sans effort et vous appréciez la musique paisible et douce ou le calme total qui existe ici. Le temps s'arrête ici.. il n'y a pas de délai, pas de rendez-vous... c'est juste vous et la détente. C'est un espace magnifique et joyeux et un endroit où vous aller pour explorer votre bonheur le plus profond et vos pensées réconfortantes. Rappelez-vous que dans cet espace, il n'y a pas de défauts, pas de problèmes, tout est juste heureux tout le temps. Le temps est parfait et exactement comme vous l'aimez et vous pouvez vous asseoir, vous tenir debout, vous promener... l'espace est à vous pour vous sentir heureux et calme à l'intérieur et vous déplacer comme vous le souhaitez. Profitez de votre temps dans cet espace et capturez votre bonheur dans cet espace.

Lorsque vous avez ouvert les yeux, écrivez (notes, tout ce que vous voulez) un peu sur la façon dont cela vous a aidé, ce que vous ressentez, etc. :

____

____

____

____

____

Nous devons investir dans notre santé mentale chaque jour. Je dis cela en sachant, en comprenant et en respectant à quel point la vie des gens est souvent occupée et bien remplie. Nous avons des demandes qui nous parviennent, des demandes, des gens qui ont besoin de choses, etc. Je comprends. Mais si nous ne prenons pas de temps pour notre propre bien-être mental, nous ne sommes la meilleure version de nous-mêmes pour personne.

Faites un plan aujourd'hui pour investir un peu de temps chaque jour dans vos propres pratiques personnelles de santé mentale et prenez votre journal, votre téléphone, votre calendrier, quoi que ce soit pour vous assurer que cela fait partie de vos pratiques et routines quotidiennes. Si vous commencez à avoir des gens autour de vous qui remarquent que des changements positifs découlent de ces pratiques, c'est merveilleux. Écrivez à ce sujet dans votre journal... cela constituera un bon souvenir et peut-être une référence pour les futurs moments de santé mentale. Autrement dit, les commentaires des gens peuvent vous aider à voir ce qui fonctionne clairement pour vous et peuvent vous aider à en faire une partie régulière et quotidienne de votre vie.

Investir en vous et dans votre relation avec Christ est le meilleur investissement que vous puissiez faire

Investir en vous et dans votre relation avec Christ est le meilleur investissement que vous puissiez faire. Les retours seront toujours excellents et significatifs et qui sait où votre « temps » peut vous mener en fin de compte.

En terminant ce chapitre, je vais vous expliquer un peu comment Adélaïde, une charmante dame que je connais, a pris le temps de se lancer dans ces pratiques elle-même. Elle a commencé avec seulement 10 minutes le matin avant de partir travailler. Elle a utilisé de la musique classique en ligne pour calmer son esprit, se connecter à Jésus et, dans l'ensemble, se sentir mieux. Au cours de ce temps de méditation, elle a également réalisé que son corps ne se sentait pas aussi fort qu'il le fallait, alors elle a décidé de se faire du bien et de se donner comme priorité de manger plus d'aliments sains et de s'accorder une pause mentale après le travail (dont elle savait qu'elle avait besoin). Elle a commencé à se donner plus de temps pour méditer parce qu'elle a vu à quel point cela lui faisait du bien et elle a commencé à voir comment son esprit et sa santé mentale s'amélioraient quotidiennement en conséquence. Elle a sagement pris le temps d'en faire une partie de sa pratique quotidienne et lentement, a commencé à y consacrer de plus en plus de temps dans sa journée. Elle a fini par décider que cela faisait d'elle la meilleure version d'elle-même et a choisi d'ouvrir une clinique de méditation dans laquelle elle pourrait travailler à temps partiel tout en écrivant sur les avantages de la méditation et en se tournant vers Jésus par le Saint-Esprit. Voyez-vous, Adélaïde a également commencé à ressentir une réduction importante des maux de tête chroniques dont elle souffrait auparavant et elle aimait vraiment jouer de la musique classique en arrière-plan, alors elle a également décidé de se mettre au piano.

Maintenant, je ne dis pas que vous aussi ferez ces choses exactes, mais ce que je dis, c'est qu'en prenant le temps de prier, de méditer et de visualiser, nous comptons sur la bonté de Dieu et nous nous laissons prendre en charge un voyage merveilleux pour voir ce qu'Il a encore en réserve pour nous. Aimeriez-vous commencer ce voyage aujourd'hui?

Passons au côté physique des choses....

Chapter 15

Se sentir bien et prendre soin... physiquement

Notre santé physique est extrêmement importante et doit être travaillée un peu chaque jour. Il existe une myriade de choses que vous pouvez faire chaque jour pour vous aider à vous sentir bien et plein d'énergie chaque jour, en étant et en vous sentant prêt à affronter la journée. C'est très simple... lorsque vous combinez un esprit sain et que vous faites tout ce que vous avez à faire pour assurer un corps sain, les résultats sont incomparables !

Nous avons tous tellement de choses à faire dans notre journée et tout cela a un sens pour nous (sinon je suppose que vous ne le feriez pas). Mais nous devons également alimenter correctement notre corps pour nous assurer que nous sommes dans la meilleure position possible pour faire tout ce que nous pouvons pour notre santé physique.

Dieu nous a créés pour être entiers et en bonne santé, mais parfois, nous commençons à ressentir le contraire et c'est alors que nous devons nous rappeler que nous devons faire tout ce dont nous avons besoin pour rester (ou atteindre) ces niveaux sains.

Les maladies et les douleurs

Il se peut que certains d'entre vous qui lisez ceci luttent contre des maladies, des douleurs et des maux - à ces personnes, je dis que s'attaquer à ces maux, douleurs et douleurs de plusieurs façons serait formidable (si vous ne faites pas déjà ces choses) . Prendre soin de nous-même avec de bonnes pratiques de santé mentale, de bonnes pratiques de santé physique tout en priant pour une meilleure santé et en nous visualisant en meilleure santé sont les moyens les meilleurs et les plus efficaces de résoudre de tels problèmes. Dieu nous a créés pour être entiers et en bonne santé, mais parfois, nous commençons à ressentir le contraire et c'est alors que nous devons nous rappeler que nous devons faire tout ce dont nous avons besoin pour rester (ou atteindre) ces niveaux sains.

Par exemple, j'adore la restauration rapide, mais je suis également conscient que si je continue à manger ces aliments (aliments riches en graisses saturées, cholestérol et aliments transformés) régulièrement, je vais prendre du poids, et je n'aurai pas la nutrition dont j'ai besoin. On a besoin d'un esprit et d'un corps sains parce que les aliments transformés privent les aliments de leurs vitamines naturelles, et je vais m'exposer à des risques de maladies cardiovasculaires et bien plus encore. Ainsi, le vieil adage est vrai, et les aliments suivants sont excellents pour assurer une santé optimale. (Maintenant, je reconnais qu'il y a des gens qui ont des allergies alimentaires et des sensibilités alimentaires, veuillez donc consulter votre fournisseur de soins de santé pour connaître les options exactes qui vous conviennent le mieux. Veuillez également vérifier auprès de votre fournisseur de soins de santé pour voir si et pourquoi certains de ces aliments ne vous conviennent pas). Voici une liste de certains aliments vraiment bons pour vous :

* protéines maigres comme le poisson (pêché dans la nature est préférable), le poulet (le blanc est moins calorique et moins gras), le bœuf maigre, le tofu et le tempeh
* eau
* tisanes ou thés avec ou sans caféine
* fruits et légumes frais
* glucides sains comme le quinoa, les haricots et les pois chiches
* céréales comme les graines de tournesol, le riz et le blé
* autres protéines comme les œufs ou les blancs d'œufs
* aliments faibles en gras saturés et trans, y compris cholestérol faible ou nul, sel et sucres

Alimenter notre corps est si important et nous devons être justes envers nous-mêmes : si nous ne mangeons pas correctement, nous n'allons tout simplement pas nous sentir au mieux et nous ne pourrons pas donner le meilleur de nous-mêmes. L'une des raisons pour lesquelles les fruits et les légumes sont si bons pour nous est qu'ils contiennent non seulement une belle quantité de vitamines et de nutriments, mais qu'ils sont également des aliments riches en eau qui aident à alimenter notre corps.

Aujourd'hui, de nombreuses personnes comptent également sur la caféine et le café pour les alimenter. Je suis moi-même l'une de ces personnes et bien que je ne sois pas diététiste, naturopathe ou nutritionniste, je peux vous dire que prendre une tasse ou deux avec un verre ou deux ou trois d'espresso ne va généralement pas nuire à votre santé et vous aidera à vous sentir alerte et « avec » pendant les périodes où vous devez être particulièrement alerte.

Aliments non laitiers

Je dois aborder ce point dans un chapitre qui parle de nutrition car je suis moi-même intolérant au lactose et c'est une sensation terrible quand vous essayez de vous sentir bien et mince et que vous vous sentez plutôt ballonné et que vous avez besoin de courir aux toilettes. Si vous ressentez ces choses, une visite chez le médecin ou votre fournisseur de soins de santé serait une bonne idée, mais en tant que personne qui a dû limiter les produits laitiers pendant de nombreuses années, je compte beaucoup sur le lait d'amande, le lait de soja, le yaourt sans produits laitiers et lait d'avoine. Ces choses sont très importantes car elles vous permettent de consommer le calcium dont vous aurez besoin et ne mettent pas cette pression de lactose sur votre corps. Le lait sans lactose est également excellent à utiliser.

Ne vous contentez pas de sauter dans le train en marche

Il est important d'être conscient et bien informé de ce que nous mangeons et de ne pas simplement sauter dans le train des tendances - ce n'est pas nécessairement parce que d'autres évitent ceci ou cela que nous devons nécessairement emboîter le pas. Alors, faites vos propres recherches, consultez votre médecin et un nutritionniste également, pour voir quels sont vos besoins particuliers. En d'autres termes, les gens peuvent éviter certains aliments parce qu'ils ont des restrictions alimentaires, mais vous n'avez peut-être pas ces mêmes restrictions, vous pouvez donc toujours consommer ces aliments.

Je parlais à une dame qui m'a dit qu'elle ne touchait plus au gluten. Je lui ai demandé pourquoi. Elle a dit que tout le monde semble désormais éviter le gluten, alors pourquoi ne le ferait-elle pas ? Elle a également noté qu'un de ses amis évitait le gluten et perdait beaucoup de poids. Bien que ce raisonnement puisse sembler valable, elle n'a pas tenu compte du fait que son amie pourrait également faire beaucoup d'autres choses pour atteindre la perte de poids qu'elle subissait. Il est vraiment important de faire ce qui est bon pour vous et d'obtenir des conseils médicaux et nutritionnels judicieux avant de sauter sur le train en marche proverbial.

Obtenir du soutien de toutes sortes

En tant que personne qui a dû faire face à des nouvelles parfois écrasantes, que ce soit pour ma santé, pour ma famille, pour perdre du poids, etc., le soutien peut être si bon et si important. Le soutien peut signifier beaucoup de choses différentes pour de nombreuses personnes différentes et il est si important de nous donner les meilleures chances de succès en nous armant de tout ce qui est possible pour obtenir les meilleurs résultats.

Par exemple, une entreprise de perte de poids que j'ai utilisée a fourni quelques canaux d'assistance utiles : une application pour la messagerie communautaire et le partage de photos, des réunions hebdomadaires d'assistance en face à face et en ligne, un numéro que vous pouvez appeler lorsque (à 2 h du matin) vous essayez d'éviter ces cookies et plus encore.

Le fait est que les gens ont besoin de soutien. Nous avons été construits par Dieu pour la communauté, pour le soutien, pour la fraternité. Je pense que cela expliquerait un peu pourquoi les médias sociaux ont explosé au cours des dernières années - nous avons été construits pour avoir besoin de soutien et cela répond directement à cela. Cela signifie qu'il serait avantageux pour vous d'écrire qui existe au sein de votre système de soutien - qui sont les personnes vers qui vous pouvez vous tourner pour obtenir de l'aide, du soutien et des encouragements lorsque vous vous sentez dépassé ou que vous avez besoin de parler à quelqu'un.

Prenez un moment maintenant et utilisez l'espace ci-dessous pour noter les personnes vers qui vous pouvez vous tourner lorsque vous avez besoin d'aide. Si vous sentez que vous aimeriez plus de monde, priez à ce sujet et voyez où et à qui Dieu vous guide. Il peut vous guider pour inclure plus de personnes qui sont déjà dans votre vie et qui peuvent vous être d'un grand soutien, mais peut-être que vous n'avez tout simplement pas exploité cela ou qu'Il peut vous guider vers des groupes de soutien, etc.

N'oubliez pas qu'Il n'y a pas de honte à avoir besoin d'aide. Il est si important d'avoir un soutien efficace et utile : les personnes qui tentent de détourner votre attention de vos objectifs de santé et vous encouragent plutôt à manger ce gâteau ou ces desserts ne sont pas le soutien dont vous avez besoin ici.

Ma liste de personnes qui me soutiennent :

Nous voulons tous nous sentir bien et comme si nous n'étions pas les seuls à vivre quelque chose. Le support nous permet de savoir et de partager avec d'autres que nous traversons « tel ou tel » et vous permet d'accéder et de vous connecter avec d'autres personnes qui peuvent vivre exactement la même chose ou quelque chose de similaire. Quoi qu'il en soit, cela nous aide à savoir que nous ne sommes pas seuls dans ce cas et qu'il y en a d'autres qui travaillent également pour atteindre leurs objectifs, qui cherchent également à se sentir mieux, qui essaient également d'être la meilleure version d'eux-mêmes.

S'entraîner

S'entraîner est tellement important. Les personnes qui pratiquent une forme d'activité physique au cours d'une journée déclarent se sentir mieux, plus légères et en meilleure santé générale. Si faire des promenades est votre truc, faites-le; si courir est votre truc, allez-y. L'activité physique n'a pas toujours vraiment d'importance, ce qui compte, c'est que vous la fassiez et que vous vous efforcez de la faire quotidiennement ou quelques fois par semaine. S'entraîner et faire de l'exercice physique est également un excellent moyen de maintenir la circulation du sang dans votre corps, ce qui provoque une augmentation du flux sanguin vers le cerveau (ce qui vous aide à mieux réfléchir), permet de retarder l'apparition des rides car votre sang coule plus profondément.

Au début de la pandémie, les gens du monde entier se bousculaient pour trouver un moyen de s'entraîner et d'être en forme physiquement, étant donné que les gymnases et les installations d'entraînement étaient fermés. Les gens recherchaient toutes sortes de moyens d'accéder aux machines de fitness, de se promener et de s'entraîner, même à la maison.

Lorsque j'ai réalisé que la pandémie n'allait pas se terminer rapidement et que j'aurais besoin d'une alternative à la salle de sport dans laquelle j'allais, je suis allé de l'avant et j'ai acheté un tapis roulant très simple mais fonctionnel. J'ai ensuite eu la tâche supplémentaire de devoir l'assembler car aucun assembleur ne prenait de rendez-vous pour entrer dans la maison. Tous ceux qui me connaissent savent que je ne suis pas du tout doué pour assembler quoi que ce soit, mais j'ai réalisé que c'était soit le faire, soit ne pas avoir de machine d'entraînement. Il y avait aussi le fait que j'étais sorti marcher et courir dehors (quand il faisait un froid glacial) et que j'avais reniflé plus d'une couple de fois.

Garder des rappels et des affichages visuels est également un élément si important pour nous aider à subvenir à nos besoins. Nous pouvons être rattrapés par l'agitation de la journée et nous pouvons faire de l'entraînement et de la santé physique une pensée secondaire (sinon tertiaire ou pire) et notre corps et notre santé mentale en souffrent en conséquence. Encore une fois, je couvre cela de manière beaucoup plus détaillée dans mon livre, Manifest It! ou Le manifester en français!

Poudres de protéines

Après une bonne séance d'entraînement, il peut être très utile d'utiliser de la poudre de protéines dans un shake pour aider à reconstituer vos muscles et les poudres de protéines peuvent être un bon moyen d'y parvenir et peuvent nous donner une dose de protéines indispensable pour nous aider à rester et à nous sentir complet. Les gens ne consomment souvent pas assez de protéines au cours de leur journée, cela peut donc être un bon moyen de vous aider à y parvenir.

Yoga, respiration et étirements

Le yoga est un forme d'exercice merveilleux, un excellent façon de respirer et d'être en phase avec votre corps. La base du yoga est de s'étirer, de contrôler sa respiration et d'entraîner son corps à devenir plus en forme et plus malléable. C'est également un excellent introduction aux étirements simples et à l'ouverture de voies dans le corps pour augmenter le flux sanguin, entraînant une augmentation globale des meilleures pratiques de santé. Lorsque nous respirons profondément, nous permettons à l'oxygène de pénétrer dans notre cerveau, ce qui permet à une plus grande quantité de sang oxygéné de circuler dans notre corps. L'avantage du yoga est qu'il peut être pratiqué pratiquement n'importe où et avec un simple tapis pour amortir votre corps. Cela ne doit pas non plus être une activité ardue, car vous pouvez y aller lentement et faire des pas de bébé dans votre progression. Mettre de la musique apaisante aiderait également à faciliter cela et permettrait un esprit plus calme, vous permettant de mettre derrière vous les problèmes ou les soucis actuels que vous pourriez avoir.

Les anciennes paroles de la chanson Cheers incluent prendre une pause de tous vos soucis vous aideraient certainement beaucoup sont si vraies. Lorsque nous nous éloignons de nos problèmes, nous commençons à regarder les choses différemment et nous commençons à traiter nos problèmes différemment. Nous commençons à voir des opportunités alors que nous voyons autrement des conflits, des troubles, de la frustration et des difficultés. Le yoga aide également à cela car il peut permettre un renouvellement de notre esprit.

Prendre un instant

Disons simplement que vous n'avez pas le temps de faire une routine de yoga complète ce jour-là et que vous avez besoin d'un moment où vous pouvez vous arrêter, respirer et vous recentrer pour gagner en calme et en perspective. Rester immobile (en position debout ou assise), fermer les yeux et inspirer profondément, prier pour que le Seigneur vous aide à trouver la paix et le bonheur quelles que soient les données du moment est un exercice extrêmement puissant. J'ai entrepris cet exercice moi-même (je pratique ce que je prêche) et j'ai trouvé que quelques bouffées d'air frais sont fantastiques et contribuent grandement à apaiser vos soucis et vos nerfs. Même si vous ne pouvez pas vous rendre dans un espace calme pendant quelques minutes, il est très utile de prier le Seigneur pour son aide, sa perspective, sa sagesse et sa compréhension.

Maintenant, je veux prendre un moment pour expliquer que le yoga, la prière et la respiration que je décris ici ne font partie d'aucune pratique du nouvel âge. Le centre de toutes les pratiques que je décris dans ce livre et dans tous mes livres sont des pratiques qui se concentrent sur Jésus et avec l'aide du Saint-Esprit.

Chapter 16

Concentrez-vous sur Jésus

Lorsque nous passons du temps à nous concentrer sur Jésus, nous nous ouvrons aux richesses et à la gloire qui sont disponibles en Lui, ce qui signifie toutes les richesses et la gloire du monde. Jésus a une domination complète sur le monde entier et lorsque nous sommes suffisamment proches de Lui, patients et que nous suivons sa volonté et ses conseils, nous avons accès à tout le bonheur, la santé, la gloire, la paix et l'émerveillement qui sont disponibles en Lui. J'ai eu des conversations avec des chrétiens mais qui m'interpellent quand je dis que nous sommes censés avoir des richesses en Christ ; qu'il n'y a rien de mal à être riche ou à essayer d'être riche et que lorsque Dieu est notre Source, et qu'Il nous a donné les outils pour accéder à la richesse et la construire, il n'y a pas de mal à les utiliser. En fait, deux exemples dans les Écritures me viennent à l'esprit pour m'aider à faire valoir mon point de vue ici et après chacun, je fournirai mon explication et ma ventilation :

Proverbes 21:5 Les projets de l'homme appliqué mènent au profit aussi sûrement que la hâte mène à la pauvreté.

Explication: Tout d'abord, si nous échouons à planifier, nous planifierons sûrement à l'échec. Si vous n'avez pas de plan en tête sur la façon dont vous allez faire quelque chose, cela ne se passera pas bien et vous ne réussirez pas. La planification commence par fixer vos objectifs et savoir ce que vous voulez accomplir. Sans cela, comment pouvez-vous savoir si vous êtes vous- même sur la bonne voie ? Deuxièmement, vous devez être patient (le contraire de hâte). Dieu est un Dieu qui prend Son temps mais qui le fait et le fait bien. De nombreux chrétiens qui ont fait l'expérience de la bonté de Dieu vous diront que Dieu travaille mais qu'Il prend son temps et qu'Il fait que de bonnes choses. Sinon, nous prenons des décisions à la hâte et nous avançons dans la mauvaise direction. Avancer dans le mauvais sens signifie que vous avancez en vain - cela ne mènera finalement à rien de fructueux.

Ainsi, lorsque nous planifions et que nous sommes diligents dans la poursuite de Ses plans (nous sommes organisés, nous nous laissons conduire par Dieu, nous savons qu'Il guide chacun de nos pas) cela montre que nous sommes diligents. Faites preuve de patience tout en étant diligent et vous en récolterez les bénéfices. La pauvreté sera loin de vous. Ce n'est qu'une des promesses disponibles en Christ.

Matthieu 25:14-30 « Car il en est comme un homme qui part en voyage, qui appelle ses propres esclaves et leur confie ses biens. A l'un il donna cinq talents, à un autre deux, et à un autre un, chacun selon sa capacité ; et il continua son voyage. Aussitôt celui qui avait reçu les cinq talents alla commercer avec eux et gagna cinq autres talents. De la même manière celui qui avait reçu les deux talents en gagna deux autres. Mais celui qui n'avait reçu qu'un seul talent s'en alla, creusa un trou dans la terre et cacha l'argent de son maître. Or, après un long moment, le maître de ces esclaves vint et régla ses comptes avec eux. Celui qui avait reçu les cinq talents s'approcha et apporta cinq autres talents en disant : « Maître, tu m'as confié cinq talents. Vois, j'ai encore gagné cinq talents.' Son maître lui dit : 'C'est bien, bon et fidèle esclave. Tu as été fidèle en peu de choses, je te confierai beaucoup de choses ; entre dans la joie de ton maître.' Celui qui avait reçu les deux talents s'approcha et dit : 'Maître, tu m'as confié deux talents. Vois, j'ai gagné deux autres talents.' Son maître lui dit : 'C'est bien, bon et fidèle esclave. Tu as été fidèle en peu de choses, je te confierai beaucoup de choses ; entre dans la joie de ton maître.' Et celui qui avait reçu l'unique talent s'approcha et dit : 'Maître, je savais que tu étais un homme dur, moissonnant là où tu n'as pas semé et ramassant là où tu n'as pas répandu de semence. Et j'ai eu peur, et je suis parti et j'ai caché ton talent dans le sol. Vois, tu as ce qui est à toi.' Mais son maître répondit et lui dit : 'Esclave méchant et paresseux, tu savais que je moissonne là où je n'ai pas semé et que je récolte là où je n'ai pas répandu de semence. « Alors vous auriez dû mettre mon argent à la banque, et à mon arrivée j'aurais reçu mon argent avec intérêt. Otez-lui donc le talent, et donnez-le à celui qui a les dix talents.' Car à celui qui a, on donnera plus, et il sera dans l'abondance ; mais à celui qui n'a pas, on ôtera même ce qu'il a. Jetez l'esclave sans valeur dans les ténèbres extérieures; en ce lieu il y aura des pleurs et des grincements de dents.

Explication : Dieu veut nous faire confiance avec tout ce qu'Il a (c'est-à-dire tout) mais nous devons d'abord nous prouver à Lui. Nous devons montrer que nous serons diligents et fidèles dans ce que nous faisons. Donc, Il nous commence par de petits tests et nous devons d'abord les réussir, avant qu'Il ne nous donne plus à gérer. Cela n'a-t-il pas un bon sens logique? Pourquoi nous donnerait-Il plus alors que nous n'avons pas fait nos preuves avec le petit premier? Autrement dit, s'Il nous donnait plus sans d'abord nous tester avec le peu, ne nous préparerait-Il pas à l'échec ? Cela ne fait pas partie de la personnalité aimante de Dieu.

De plus, nous devons le connaître et comprendre comment Il travaille. Nous devons comprendre qu'Il travaille de grandes manières qui peuvent être différentes de la façon dont nous pensons. Nous devons entrer dans Sa façon de penser; pas l'inverse.

Ainsi, tout comme dans cette parabole, Il confie aux gens peu de choses pour voir ce qu'ils en feraient et dans cette parabole, celui qui n'a rien fait mais lui a rendu exactement ce qu'il avait reçu initialement, s'est vu retirer le peu et donné à celui qui a mieux gérée la ressource. Cela peut sembler une chose méchante à faire à certaines personnes, mais Il 1) nous enseigne à être de bons intendants de la richesse et 2) Il donne une deuxième, une troisième et une quatrième chance de bien faire les choses. Ce n'est pas comme si la personne de la parabole n'avait pas eu l'occasion de recommencer et de faire mieux. Non, Dieu est un Dieu de deuxième, de troisième et de quatrième chances.

Nous voyons aussi de cette parabole que Dieu attend de nous du bien et veut de bonnes choses pour nous.

Une autre chose merveilleuse est que dans nos conversations avec Dieu, nous pouvons aller vers Lui et Lui demander Sa sagesse, pour mieux comprendre ce qu'Il attend de nous dans une situation donnée. Chaque situation dans laquelle Il nous met a le potentiel de nous rendre meilleurs, plus intelligents, plus rapides et de prendre des décisions plus stratégiques.

C'est la personne sage en effet qui peut voir cela et l'utiliser à son avantage.

Le même athée autoproclamé auquel j'ai fait référence plus tôt dans le livre m'a proposé de lire Proverbes. Je l'ai invitée à le lire et à me dire ce qu'elle en avait compris, et je l'ai invitée à en discuter avec moi après sa lecture. Je n'exagère pas quand je dis qu'elle n'avait pas encore fini le livre des Proverbes quand elle a dit qu'elle pouvait sentir la sagesse et l'intelligence de ce livre. Elle appelait le livre de Dieu l'un des livres les plus Sages qu'elle ait jamais lus. J'étais si heureuse d'entendre cela parce que beaucoup de ceux qui disent qu'ils ne croient pas en Dieu ne s'ouvriront même pas à la lecture de sa parole, et encore moins à exprimer à quel point elle est sage.

Les voies de Dieu ne sont pas nos voies

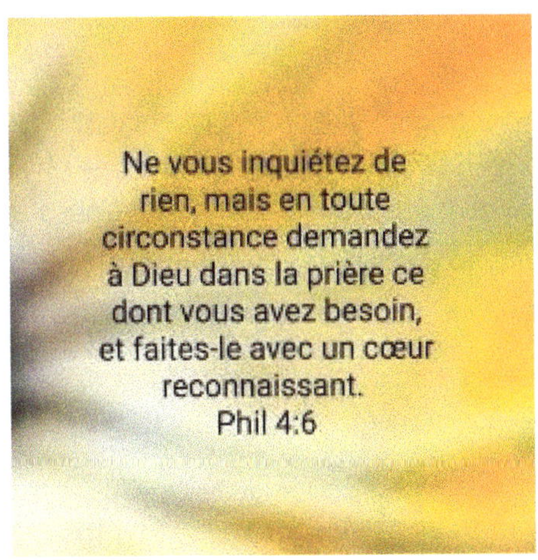

C'est un point très important : Dans toutes vos voies, reconnaissez-Le. Dieu a des voies que nous ne pouvons pas comprendre. Il n'est pas limité aux lois de la physique, ni à aucune autre loi. Il n'est limité par rien. En tant que tel, lorsque nous ne voyons pas de moyen de contourner les choses, veuillez comprendre qu'Il a un moyen et qu'Il l'utilisera pour vous être bénéfique, son enfant. Ce n'est qu'une des raisons pour lesquelles nous devons nous tourner vers Lui et c'est un point très important que je souhaite couvrir dans ce chapitre qui consiste à concentrer nos yeux et les yeux de notre cœur sur Jésus.

Lorsque nous sommes coincés dans un problème, nous ne voyons souvent pas d'issue. En fait, nous pouvons être carrément paniqués et lorsque cela se produit (peu importe qui vous êtes ou quel âge vous avez, la même règle s'applique), nous arrêtons de penser stratégiquement. La meilleure chose à faire est de se calmer et de laisser Dieu faire ce qu'Il doit faire. Laissez Dieu prendre le contrôle de la situation, aussi désastreuse que cela puisse paraître. Je couvre également ce concept dans mon livre illustré, Donne-le à Dieu, mais je l'expliquerai plus en détail dans ce livre.

> Lorsque vous concentrez vos yeux sur Jésus et que vous Le laissez prendre le contrôle, vous verrez des choses merveilleuses évoluer dans la bonne direction - et cela signifie la direction qui vous amènera à arriver à une grande solution.

Lorsque vous concentrez vos yeux sur Jésus et que vous Le laissez prendre le contrôle, vous verrez des choses merveilleuses évoluer dans la bonne direction - et cela signifie la direction qui vous amènera à arriver à une grande solution.

C'est pour cette raison que nous devons prier, nous devons nous arrêter et écouter aussi ce qu'Il nous communique et que nous devons L'obéir. Par exemple, s'Il vous amène à rester loin d'une certaine personne, Il a une très bonne raison et vous seriez sage d'écouter et d'obéir. Il connaît cette personne et son cœur d'une manière que vous ne connaissez pas. Il connaît le cœur et les intentions de toute personne d'une manière que vous ne pourrez jamais. Et Il ne vous demandera pas de vous éloigner d'une personne quand la personne est bonne pour vous. J'avais l'habitude de lire des affiches de métro qui détaillaient les Écritures et de lire « Ne vous fiez pas à votre propre compréhension » et c'est tellement vrai.

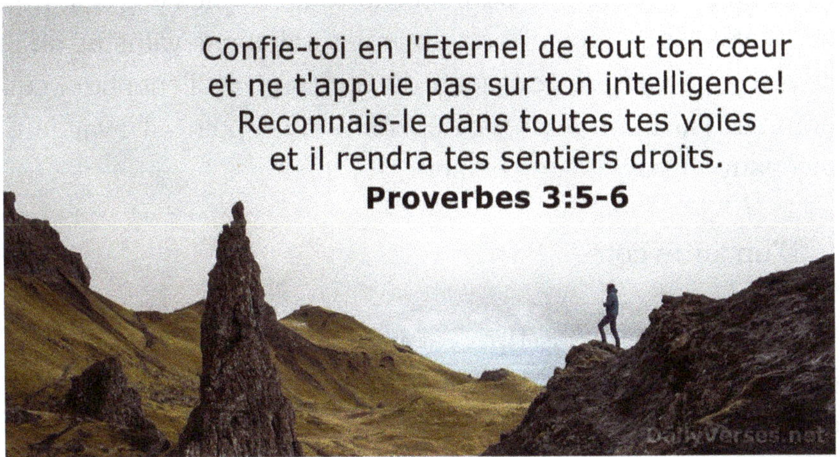
Confie-toi en l'Eternel de tout ton cœur
et ne t'appuie pas sur ton intelligence!
Reconnais-le dans toutes tes voies
et il rendra tes sentiers droits.
Proverbes 3:5-6
DailyVerses.net

Mon expérience m'a montré à maintes reprises que lorsque je m'appuie sur ma propre compréhension, je manque beaucoup d'informations importantes, je peux mal interpréter des choses et je peux mal comprendre des choses. Je vais vous donner un exemple : j'ai rencontré quelqu'un à travers le travail que je pensais être le meilleur. Il était beau, semblait doux, gentil et totalement compétent... le tout. Il était toujours bien habillé, et tandis qu'il restait seul, je sentais qu'il avait une sagesse au-delà de ses années.

Dieu a dû me murmurer tant de fois de rester à l'écart, de rester à l'écart, de rester à l'écart. Je me suis bêtement appuyé sur ma propre compréhension et je me suis rapproché de lui. J'étais amical avec lui, j'ai essayé d'avoir une bonne conversation et j'ai fait des efforts pour l'inviter et l'inclure, sans parler de l'offre de l'aider avec toutes les ressources dont il pourrait avoir besoin. Ce que j'ai obtenu en retour et que j'ai vécu rapidement était un homme très égoïste et égocentrique qui ne se souciait pas moins de quoi que ce soit d'autre ou de quelqu'un d'autre. J'ai même demandé à une collègue de travail de partager son expérience avec lui pour avoir une autre perspective, mais elle non plus n'avait rien à dire de positive et qu'il agissait comme un imbécile total, d'après elle. J'ai fini par réaliser que mes efforts étaient totalement vains et qu'il ne servait à rien de consacrer du temps et de l'énergie à cet homme. J'ai appris à mes dépens à quel point il avait été méchant, impoli et franchement trompeur.

D'un autre côté

Tout comme le sous-titre, j'ai aussi un revers à vous raconter. J'ai rencontré quelqu'un qui ne m'a pas beaucoup impressionné depuis le début. Il semblait égoïste et méchant, très plein de lui-même. Quand j'ai prié le Seigneur à ce sujet, Il a souligné que la coquille extérieure de cette personne n'était pas exacte et qu'il était en fait un âme très gentil et bon. J'étais terrassé. J'étais convaincu que cette personne était un connard. Quoi qu'il en soit, à cause des circonstances, j'ai commencé à le connaître et à passer du temps avec lui. Au fur et à mesure que les couches se décollaient, j'ai commencé à remarquer qu'il y avait une douceur, une gentillesse et une bonté incroyable en lui, quelque chose que je n'aurais jamais vu si je m'en tenais à mes pensées précédentes et que je m'éloignais.

C'est juste l'un des énormes avantages de se concentrer sur Jésus et de consulter le Saint-Esprit : chaque fois que nous nous posons des questions sur quelque chose et que nous avons besoin de savoir ce qui est au cœur de la situation, à quoi ressemble vraiment cette personne ou à quoi elle ressemble vraiment, nous apprenons à connaître la vérité sur une personne et entendons parler de sa vérité directement de Celui qui l'a créée. Nous arrivons à comprendre que Dieu sait exactement ce qui est au cœur de chaque personne et dans chaque situation. Il y a plus qu'assez de douleur et de souffrance dans ce monde, alors quand Il vous éloigne de quelque chose ou de quelqu'un, nous serions sages d'écouter et d'obéir, sachant très bien et étant assurés qu'Il le dit pour notre bénéfice. En somme, c'est vraiment une chose étonnante quand la vérité nous est révélée, qu'elle corresponde ou non à ce que nous pensions.

Quelqu'un qui lit ceci pourrait penser : <<Eh bien, c'est très bien pour toi, Christine, mais comment suis-je censé savoir si je suis conduit ou non?>> Ami, si vous demandez au Saint-Esprit, vous allez être guidé parce que quiconque cherche, trouve et quiconque demande recevra. Le Saint-Esprit ne m'aime pas simplement mieux ou un autre chrétien mieux. Non, Il répondra à vos questions et vous fournira la vérité, peu importe où vous en êtes dans votre marche chrétienne. Mais c'est très important de faire attention et d'obéir.

Maintenant, que se passe-t-il si vous avez demandé et reçu mais que vous n'avez pas obéi (et que cela vous a explosé au visage ou non) ? Est-ce que tout est perdu ? Définitivement pas. C'est pourquoi nous nous repentons d'avoir désobéi ou de notre incrédulité et nous avançons vers le mieux. Et quand je dis mieux, je veux dire une relation plus solide avec Dieu, une relation où nous Le connaissons un peu mieux maintenant et donc quand Il nous conseille de quelque chose, nous écoutons réellement et nous obéissons réellement. C'est ce qu'est la construction de notre foi et c'est une étape importante du processus. Je mentirais si je disais que je n'ai pas eu à me repentir plusieurs fois de mon incrédulité et/ou de ma désobéissance. Mais chaque fois que je l'ai fait, j'ai eu l'occasion de renverser la situation et d'aboutir, finalement, à une relation plus solide avec Dieu.

Rappelez-vous, Il savait depuis le début que nous allions nous tromper (et plus d'une fois) - c'est pourquoi nous avons la repentance et le pardon et puis nous continuons à avancer.

Chapter 17

S'efforcer d'obtenir plus, mieux, plus haut

Je ne pourrais pas dire cela davantage : **élevez vos normes, visez plus haut, visez mieux.**

Maintenant, il n'y a rien de mal à commencer par le « bas » et à payer sa cotisation. Certainement pas. Il y a quelque chose à admirer chez une personne qui fait ça. Ce chapitre parle de commencer là et de devenir un travailleur si diligent, attentionné et généreux que votre employeur le voit et veut vous promouvoir parce que vous travaillez si dur et que vous êtes dévoué à ce que vous faites. Mais je veux faire la distinction ici: vous ne travaillez pas vraiment auprès de la personne; vous travaillez pour le Seigneur et c'est, en conséquent, Lui qui va vous faire monter les échelles.

En tant qu'enfant de Dieu, créé par Lui, vous êtes le fils ou la fille du Roi des Rois. Cela signifie que vous avez de la grandeur en vous (chacun d'entre vous). Vous avez des talents, des compétences et des capacités qui vous sont propres et qui font partie de ce qui vous rend si incroyable. Il peut s'agir de compétences culinaires, de peinture ou de sculpture, d'enseignement, d'ingénierie, d'un grand docteur en médecine, d'un acteur, d'un comédien ou d'un producteur et réalisateur formidable et doué, il peut s'agir d'être une femme au foyer incroyable et de faire de votre maison un endroit incroyable pour votre mari et/ou les enfants, il pourrait qu vous soyez un excellent vétérinaire qui s'occupe avec amour des besoins des petits et des grands animaux, un botaniste ou un horticulteur, un grand créateur de mode ou un gourou de la technologie. La liste est interminable car il y a tellement de grands cours de travail (certains que j'ai mentionnés sont non rémunérés mais toujours inestimables) et les compétences et talents requis par chacun sont certainement importants. Surtout, ils ont aussi le suivant en commun : la capacité d'être grand, exceptionnel et de devenir de mieux en mieux au fur et à mesure.

Certaines personnes peuvent devenir à l'aise et complaisantes, ne pas penser ou vouloir progresser, et par conséquent, ils ne font pas de leur mieux dans ce qu'ils font ; ils arrivent au travail tard régulièrement, ils ne font pas de leur mieux pendant qu'ils sont là, ils ne sont pas un joueur d'équipe, ils ne suivent pas attentivement les consignes ou n'écoutent pas vraiment, ils entraînent l'équipe d'une manière ou d'une autre. La liste peut continuer. Il faut une personne forte pour réfléchir sur soi-même et se rendre compte qu'il n'a pas fait de son mieux et puis changer de cap et commencer à faire de son mieux dans ce qu'il fait. Faire ce changement demande de la présence d'esprit et un dévouement renouvelé parce que c'est ce que Dieu vous a appelé de faire et donc vous voulez le faire de manière correcte et bien.

Je connais un peintre très doué qui s'est décroché un poste dans un restaurant très chic et haut de gamme à Las Vegas. Il avait peint beaucoup de très belles peintures devant moi auparavant, donc j'ai pu voir à quel point il était doué. C'était un peintre très doué. Le problème, c'est qu'il n'y a pas mis son cœur et son âme. Il se plaignait tout le temps des conditions de travail et de l'injustice de ne pas être déjà plus haut placé (il venait de commencer le poste). Il a traversé ses journées en se sentant malheureux et, par conséquent, ne faisait pas de son mieux dans son travail, ne donnait pas tout. En fait, il a obtenu une promotion et n'en était encore pas très heureux. Ces sentiments ont continué à s'infiltrer dans son travail et des années plus tard, alors qu'il a été promu au fil des ans et avaient beaucoup de clients qui demandaient pour ses travaux et ses talents, son manque d'appréciation de l'endroit où il se trouvait et de ses compétences ne cessait de le tourmenter. C'est vraiment malheureux parce que des années plus tard, il m'a parlé de son attitude moche quand les choses se sont vraiment compliquées dans un autre lieu de travail et il m'a dit qu'il aurait souhaité être plus reconnaissant pour les bonnes chances et le bon début qu'il a eus.

Parfois, chers ou chères lecteurs, il ne s'agit pas de votre position. Vous quitterez ce poste et j'espère que vous pourrez regarder en arrière et dire que vous avez fait de votre mieux et que vous avez tout mis dans ce poste afin que lorsque vous serez promu, vous sachiez que vous méritiez cette promotion. L'une des choses les plus merveilleuses à propos de quelque chose que Dieu vous a appelé à faire est de savoir que lorsque les choses deviennent difficiles, vous pouvez compter sur Lui pour améliorer les choses et vous pouvez compter sur Lui pour vous promouvoir. Vous travaillez pour Lui et tant que vous maintenez une attitude positive, tant que vous continuez à l'honorer, Il vous fera avancer parce que c'est Dieu qui vous honore en retour.

Continuer à perfectionner vos compétences

Il est si important de continuer à perfectionner vos compétences et de continuer à vous améliorer. Il y a constamment de nouvelles façons et de nouveaux développements à venir et nous devons nous assurer que nous maintenons nos compétences pointues et à jour. Cela nécessitera continuellement de lire, d'apprendre, de vous consacrer à continuer à vous améliorer.

Je me souviens de mon père qui a travaillé comme dentiste toute sa vie, étant venu au Canada avec seulement sa mère, son frère et sa sœur. Il était l'aînée et avec si peu dans leurs poches qu'ils vivaient tous dans un appartement d'une chambre dans un malheureux quartier de Toronto. Mon père parlait arménien et arabe, sans un mot d'anglais. Il avait peur (toute la famille l'était) et il était le plus âgé, donc il savait qu'une énorme responsabilité pesait sur lui, qu'il le veuille ou non. Il savait qu'il devait être à la hauteur, trouver un emploi, se trouver une carrière suffisamment rémunératrice pour subvenir aux besoins de sa famille, travailler dur et maintenir une attitude positive. Heureusement, mon père a toujours gardé une attitude positive et une mentalité positive. Il a toujours relevé les défis de front, comme lorsqu'il lisait ses livres de sciences (écrits en anglais alors qu'il ne parlait pas anglais) afin qu'il écrive le mot en arabe au-dessus du mot anglais, jusqu'à ce qu'il apprenne l'anglais assez couramment pour être capable d'arrêter de faire ça. Il a également fait son chemin à l'université, s'assurant que ses frais de scolarité étaient payés, que le loyer était payé et que son frère et sœur étaient correctement pris en charge et sa mère (son père était décédé) qui ne parlait pas un mot d'anglais et ne pouvait pas travailler en raison de maladies, pouvait mettre de la nourriture sur la table chaque soir.

L'une des nombreuses choses que j'admire chez mon père est son attitude positive tout au long de sa vie. Il a toujours été un fournisseur si bon, gentil et attentionné, même quand il savait que cela le dépassait énormément ! Et c'est l'un des meilleurs cadeaux et leçons que nous puissions transmettre à nos enfants : travaillez dur et avec diligence et avec une attitude très positive parce que vous travaillez pour Dieu, pas pour homme. Vous gardez une bonne attitude et dites vos prières et faites de votre mieux et c'est Dieu qui vous promouvra, pas l'homme.

Avant de prendre sa retraite, mon père lisait toujours sur les nouvelles astuces et méthodes dentaires et assistait à des congrès vantant les dernières technologies et les dernières procédures. Cela a toujours été important pour lui car même si beaucoup de ses patients étaient un peu plus âgés, il voulait leur offrir le meilleur service et utiliser les derniers produits pour le meilleur service possible. C'était et c'est encore le genre d'homme que mon père est et une grande leçon qu'il nous a transmise, ses enfants.

De qui êtes-vous proche ?

Je pose cette question parce que c'est toujours une bonne idée d'entretenir de bonnes relations et de passer du temps avec des gens qui en savent plus et mieux que vous, des gens qui peuvent vous montrer comment vous efforcer de vous améliorer et qui font de leur mieux dans ce qu'ils font. Les personnes dont vous vous entourez sont si importantes pour votre développement et votre progression, car lorsque nous sommes entourés de personnes qui ne cherchent pas constamment à faire mieux, à obtenir plus, à obtenir de meilleurs résultats, nous devenons très complaisants et nous devenons stagnants.

Je vous avise de cela car il y a des gens qui peuvent donner l'impression d'être à la pointe et cool mais qui ne font que se montrer. Pour illustrer, j'avais une amie il y a des années qui se présentait dans de superbes voitures, vivait dans le quartier le plus chic, avait des propriétés d'investissement ici et là, se faisait coiffer une fois par semaine, habillée à neuf, parlait toujours du prochain million dollar deal, etc. J'avoue qu'à l'époque, j'étais vert de jalousie. Je pensais qu'elle avait tout et j'avais toujours envie d'en savoir plus, envie de faire partie de ce monde, d'être inclus. Eh bien, j'ai découvert qu'il y avait une belle illusion là-bas - c'est un euphémisme. Je n'étais pas disposé à faire les choses sournoises qu'elle faisait pour obtenir ces biens matériels. Je n'oublierai jamais quand elle a commencé à me parler de son style de vie spirituel et m'a encouragé à faire de même et, certes, j'ai essayé. J'ai réalisé des années plus tard à quel point mon envie et ma perception erronée de sa vie m'ont amené à croire qu'elle avait bien plus que moi et que je ne faisais pas les choses correctement ou assez correctement. Aujourd'hui, je suis tellement reconnaissante de ne pas suivre ces pratiques et que ma foi et mon estime de soi soient fermement enracinées dans le Christ.

En somme, garder nos yeux sur Jésus et laisser le Saint-Esprit vous guider est la meilleure direction que vous puissiez obtenir car toutes les richesses, les promotions, les bonnes pauses dont nous aurons jamais besoin se trouvent en Lui.

Pour conclure ce chapitre, je veux vous rappeler et vous encourager, cher lecteur, à demander à Dieu de parler à votre cœur et de voir comment Il vous suggère de vous améliorer, comment Il vous suggère d'avancer et de vous améliorer, et comment Il vous guide de faire tout. Utilisez ce journal fidèle que vous avez commencé et notez ce qu'Il vous dit et comment Il vous guide. Vous pourrez revenir sur ces notes dans des mois ou des années et savoir avec satisfaction que vous L'avez suivi vers une vie plus lucrative et vers une vie plus réussie !

Chapter 18

Rappelez-vous qui vous êtes en Christ durant ces jours difficiles

Le succès.

Je veux que ce soit clair : personne n'a dit que cela allait être facile. Personne n'a dit que le succès allait être facile et c'est malheureusement quelque chose auquel nous devons tous faire face.

Nous avons tous des jours difficiles. Nous avons tous ces jours où les défis semblent insurmontables et où les choses ne fonctionnent tout simplement pas comme nous le souhaitons. Un collègue a obtenu la promotion, l'affaire a échoué, notre travailleur a démissionné au moment où nous en avions le plus besoin, notre patron ne nous voit pas comme le leader que nous nous voyons, entre autres. Ces jours-là arrivent et il faut beaucoup de force de caractère pour se rappeler pourquoi nous faisons ce que nous faisons pour continuer ces jours-là en particulier. En tant qu'enfants de Dieu, nous avons la capacité et nous avons à notre disposition la protection de Dieu et la voie qui peut être ouverte par Lui et Lui seul. Cela signifie que les choses vont devenir difficiles et que les obstacles seront devant nous, mais Il va supprimer ou remplacer ou annuler ces obstacles si c'est Sa volonté et en Son temps.

Il ouvre la porte

Je me suis définitivement rendu compte qu'une des façons dont vous savez que quelque chose est la volonté de Dieu, c'est s'Il ouvre la voie pour que la chose se produise. Si vous Lui demandez au milieu des difficultés d'ouvrir la voie pour que le miracle se produise, Il répondra toujours et vous guidera. Il peut dire que cette difficulté est pour un temps fini et qu'Il vous en sortira, Il peut vous guider pour en tirer des leçons, ou Il peut vous guider sur la façon dont vous pouvez vous en sortir avec Son aide.

Un de ces exemples dont je me souviens le plus récent est lorsque j'essayais d'enregistrer ma toute première production pour une série médiatique que je voulais mettre en place. Je savais que c'était quelque chose que Dieu m'appelait à faire et en plus des obstacles de quantités de paperasse apparemment insurmontables qui, à première vue, semblaient incroyablement intimidantes et sans aide ni soutien à ma disposition, j'ai réalisé que je devais naviguer dans ces inexplorés eaux avec seulement les murmures du Saint-Esprit. Mes documents initialement soumis ont été complètement ignorés par l'organisation qui était censée donner son approbation et ils étaient les seuls à pouvoir fournir cette approbation. Suite à une autre prière, je demandais au Seigneur si c'était vraiment la voie qu'Il voulait que j'aille et la réponse revenait sans cesse comme un <<oui>>. J'ai donc appelé l'organisation et alors que la responsable est apparue comme une des personnes les plus désagréables avec lesquelles j'ai eu le malheur de traiter, et qui m'a dit sans équivoque, m'a en fait accusé de choses dont je n'étais tout simplement pas coupable et a complètement rabaissé ma production. Quand j'ai clarifié mes intentions, que je me suis défendu et que j'ai fait remarquer qu'elle ne me connaissait même pas, j'ai fait une prière silencieuse dans ma tête que si c'était ce qu'Il voulait, qu'Il allait devoir ouvrir la porte. Moins de cinq minutes plus tard, elle s'est excusée auprès de moi pour sa grossièreté et m'a proposé de traiter la paperasse immédiatement, me fournissant le libellé nécessaire pour accélérer les choses. Le lendemain, j'ai obtenu les approbations pour le projet et cela fait maintenant partie de l'histoire car le projet a été approuvé et réalisé. La réalisation du projet n'a pas été une mince affaire - c'était difficile, fastidieux, chronophage et je n'avais aucune aide extérieure humaine. Le Seigneur ne nous promet pas que nous n'aurons pas de difficultés, mais Il nous promet qu'Il sera avec nous dans ces difficultés.

Je pense alors parfois à toutes ces personnes dans le monde qui rencontrent des problèmes et des difficultés, que ce soit dans un domaine ou dans un autre, que ce soit dans leur vie personnelle ou dans leur vie professionnelle et comment ils peuvent se demander si cette entreprise est l'œuvre de Dieu volonté pour leur vie. Sans avoir une relation active, vivante et vibrante avec Lui, nous n'avons aucun moyen de le savoir réellement. Je me souviens d'une dame que je connaissais qui était mariée depuis peu et qui cherchait à avoir son premier enfant. Ils éprouvaient des difficultés et je lui ai demandé si elle avait prié pour la situation. Elle a dit qu'elle ne l'avait pas fait mais qu'il est très possible que ce n'était pas la volonté de Dieu pour sa vie. À ce moment-là, j'avais déjà la relation d'entendre le Seigneur et j'ai pu lui dire que je crois que c'est la volonté de Dieu qu'elle ait un enfant et qu'elle devrait utiliser les stratégies suivantes pour aider à y arriver et aider à faire de la conception une réalité. Quand je lui en ai parlé, elle est devenue très en colère contre moi. Cela fait plusieurs années que cet événement s'est produit et même si cette personne ne fait plus partie de ma vie, je fais la réflexion et je me demande si j'aurais dû faire quelque chose différemment. J'ai réaffirmé par beaucoup de réflexion et de prière que, malheureusement, son incrédulité était la barrière qui se dressait sur le chemin. Elle avait mentionné qu'il n'y avait aucune raison biologique et scientifique pour laquelle elle ne pouvait pas tomber enceinte et je sens définitivement que c'était son manque de foi et son manque de croyance qui en étaient la cause.

Lorsque le Seigneur nous donne son feu vert et son feu vert pour aller de l'avant avec quelque chose malgré les difficultés qui sont devant nous, nous devons aller en avant. C'est bien de prendre un peu de recul momentané et de prier pour Sa force parce que nous ne sommes pas censés faire ces choses avec nos propres forces et capacités. Si je pouvais dire à cette dame maintenant que c'est des années plus tard et qu'elle n'a toujours pas d'enfant, je l'encouragerais à essayer d'avoir un peu plus de foi et à sortir de son propre chemin.

Cela fait partie de la beauté d'avoir notre identité en Christ : nous avons un Dieu surnaturel aimant, attentionné et toujours présent qui est dans notre coin, tout comme il était dans le coin de David, le coin de Moïse, le coin de Marie, le coin d'Abraham et bien d'autres dans l'Écriture. Il est toujours le Dieu des miracles et Il est toujours le Dieu qui fait beaucoup de bien, donc nous n'avons qu'à nous fier à Lui et à Sa force.

Il est toujours le Dieu des miracles et Il est toujours le Dieu qui fait beaucoup de bien, nous n'avons qu'à nous fier à Lui et à Sa force.

Nous sommes des moutons

C'est pour cette raison que nous sommes appelés moutons. Les moutons, sans leur Berger, seraient totalement perdus et entre les mains dangereuses du grand méchant loup. Lorsque nous ne restons pas près du Berger (Dieu), nous nous mettons dans une position très vulnérable et nous nous ouvrons aux caprices et aux attaques de l'ennemi. Nous nous exposons à des bombardements constants, au harcèlement et nous sommes totalement soumis à notre propre façon limitée et uniquement humaine de voir les choses.

Je pose donc la question : pourquoi ne choisissons-nous pas plutôt d'être proches du Berger, qui est là pour nous aimer, prendre soin de nous, et qui est responsable de nous et nous protège ? Je ne pense pas que trop de gens soient en désaccord sur le fait qu'il existe de nombreuses personnes, événements et circonstances dangereux dans notre monde, tant pour les adultes que pour les enfants. Pourquoi penserions-nous que nous ferions mieux sans l'aide du Berger ? Pourquoi n'apprenons-nous pas à nos enfants à compter sur Dieu, car même les parents les plus aimants vont en avoir besoin de Lui. Nous ne pouvons pas être là 100% du temps pour aider nos enfants. Nous devons remettre leur bien-être à Dieu, qui est là et qui est capable de garder nos enfants d'une manière surnaturelle.

Personnellement, je sais que j'aurais été capable d'exceller beaucoup plus et beaucoup plus tôt dans la vie si j'avais connu la bonté et la puissance qui étaient à ma disposition en Christ. Cela aurait été très utile si on m'avait enseigné que je peux (et suis censé avoir) ma propre relation avec Christ et à quoi cela ressemble et comment cela se produit actuellement dans la vie réelle. Élevé en tant que Chrétienne, je ne le savais pas avant d'avoir atteint la trentaine. À ce moment-là, il a fallu au moins deux ans pendant lesquels une bonne amie s'est mise à prier pour que je voie la lumière proverbiale.

C'est gentil!

C'est très gratifiant chaque fois qu'un ami, un membre de la famille ou une personne me dit que mes livres aident leur enfant ou leurs enfants ou eux-mêmes. Un soir, une amie m'a envoyé une capture d'écran de son achat de mes livres et comment ses filles prenaient maintenant l'habitude de prier à Jésus. Elle m'a même envoyé une photo de sa fille aînée dans le placard, à genoux, priant les yeux fermés. Mon cœur s'est envolé et j'ai fondu tout à la fois. Pour que cette jeune et précieuse petite fille ait découvert les bienfaits de la prière et pour qu'elle se soit tournée vers le Seigneur dans la prière (que ce soit sa première prière ou qu'elle soit une vétéran de la prière), elle a reçu le plus grand des cadeaux : celui de la foi. Elle a pu commencer sa relation avec le Christ à un jeune âge et s'appuyer sur la vérité qui est disponible en Lui et Lui seul.

Les églises

Cela m'étonne toujours quand les gens font référence à une expérience négative avec un membre du clergé et traduisent cela par <<Dieu s'en fiche>>, <<Dieu n'est pas bon>>, <<Dieu n'est pas pour moi>>. J'ai eu de nombreuses rencontres malheureuses avec des membres du clergé et j'ai découvert une chose : ils ne sont PAS Dieu. Ce sont des êtres humains et ils feront des erreurs. Ce n'est jamais un membre du clergé qui m'a appris que je peux avoir cette relation vivante et vibrante avec le Christ et aucun d'entre eux ne m'a appris comment faire cela. C'est quelque chose que j'ai appris en regardant mon ami, en posant des questions à mon parrain, en écoutant les sermons de pasteurs comme Joyce Meyer, Joel Osteen, Jürgen Matthesius, Brett McBride, Charles Stanley et bien d'autres. J'ai tout appris sur la façon dont Dieu travaille en voyant et en expérimentant de première main les résultats que l'obéissance apporte et en voyant de première main les résultats de la désobéissance. Je suis très reconnaissante pour les cours de mon programme de Doctorat qui ont fourni ressource après ressource sur cette relation dynamique et comment article après article ne concernait pas seulement qui est Dieu en théorie mais en application. J'ai eu d'innombrables leçons où je devais énoncer quelque chose car c'était avant la prière et avant l'action, enregistrer ma prière et lui donner ensuite un peu de temps pour voir ce qui se passe après la prière.

Cela dit, aimerais-je que l'Église soit un lieu plus oint, un lieu où les gens puissent découvrir la relation vivante et vibrante qui existe en Christ ? Absolument. L'Église est l'amour du Christ et doit être ce lieu où les gens peuvent aller pour ressentir tout ce qui suit :

Aimé
Vu
Entendu
Accepté
Aidé
Mise en relation active avec le Christ

L'Église est censée être un lieu où tous se sentent aimés et bienvenus, mais elle doit encore être un lieu où les valeurs de Dieu sont soutenues, respectées et pratiquées. J'ai vu peu d'Églises où la confession est une pratique régulière, où la délivrance se fait ouvertement et non dans la clandestinité, où un membre du clergé peut en fait renvoyer un couple parce que ce n'est pas la volonté de Dieu qu'ils soient unis, et plus encore. Les églises ont une énorme responsabilité de faire respecter la volonté juste et correcte de Dieu, mais ce n'est qu'avec des personnes connaissant Dieu, Sa Parole et Sa personnalité qu'elles les accepteront comme vérité et y adhèrent. Je sais que pour moi, il m'a fallu du temps pour vraiment comprendre, intérioriser et respecter Dieu, puis aimer et respecter ses voies. Sans ce niveau de proximité et d'amour, il m'était plus difficile d'être vraiment obéissant et de comprendre que quand Il dit quelque chose, on doit vraiment obéir.

Je sais que pour moi, il m'a fallu du temps pour vraiment comprendre, intérioriser et respecter Dieu, puis aimer et respecter ses voies.

Vous ferez l'expérience de revers

Sur la route du succès, personnel ou professionnel ou les deux, vous connaîtrez des déboires. Les revers peuvent être majeurs ou mineurs, mais ils vous viendront. La question devient alors : comment vaincre et surmonter ces obstacles ?

C'est très simple. Demandez à Dieu.

Dieu sait exactement quoi faire, Il savait que ce revers allait venir (ce n'était pas et ce n'est pas) une surprise pour Lui.

Donc, quand je dis demander à Dieu, voici le processus que j'utilise :

- Entrez dans un endroit confortable et calme où vous pouvez vraiment être en harmonie avec vos pensées.
- Priez et remerciez le Seigneur pour vos bénédictions et faites-Lui part de vos sentiments à propos de ce revers. Parlez-Lui de toutes les choses qui vous concernent, autant que vous le souhaitez.
- Demandez Son aide - demandez-Lui ce qu'Il voudrait que vous fassiez pour vous aider à traverser cette épreuve. Demandez-Lui non seulement quoi faire mais quand le faire et dites-Lui que vous venez à Lui et que vous comptez sur Lui pour Son aide. Demandez-Lui de vous parler clairement et directement à votre cœur.
- Arrêtez-vous et écoutez. Des mots peuvent vous venir à l'esprit. Vous pouvez avoir une idée. Vous pouvez avoir une idée de quelque chose. De toute façon, le Saint-Esprit va vous répondre et va vous aider.
- Demandez la confirmation que cela vient de Lui si vous en avez besoin et pour garder hors de votre esprit toutes les autres voix ou influences.

Cela n'a peut-être pas de sens pour vous

Je pense qu'il est assez important de mentionner ici que la réponse que vous obtenez peut ne pas avoir beaucoup de sens pour vous. Il peut vous suggérer et vous guider de faire quelque chose que vous ne feriez pas normalement et Il peut vous guider pour prendre une action qui vous semblera inhabituelle. Allez-y. Nous n'avons pas toujours besoin de comprendre ce que nous sommes guidés de faire, mais nous devons le faire si nous voulons voir ces améliorations dans notre vie et dans la vie de nos aimés.

Je me souviens d'un moment où on m'a demandé de faire quelque chose de complètement hors de ma compréhension. Cela n'avait aucun sens pourquoi j'étais guidé pour faire cela et c'était quelque chose qui était très inhabituel pour moi. Un peu à contrecœur, je l'ai fait quand même. Les résultats n'étaient en aucun cas ce à quoi je pouvais m'attendre... ils étaient bien meilleurs.

Aller à Dieu d'abord

Les gens commettent souvent l'erreur de s'adresser d'abord à une famille, à un ami ou à quelqu'un d'autre pour obtenir de l'aide et une perspective sur leurs problèmes. Avec tout le respect que je dois à mon lecteur, ce n'est pas vraiment complètement correct. Dieu travaille à travers les gens, oui, mais nous devons d'abord aller à Dieu pour Sa prise. Nous devons Lui dire ce qui se passe - non pas parce qu'Il ne le sait pas déjà, mais parce qu'Il veut être activement impliqué dans votre vie et veut vous aider à travers les choses. Si vous utilisez les étapes que je viens de décrire, vous pouvez être sûr qu'Il vous répondra, Il vous aidera, Il vous guidera, Il vous soutiendra. Autrement dit, Il aspire à ce que vous veniez à lui, que vous lui demandiez, que vous vous aidiez, alors lorsque vous vous engagez dans ces étapes, vous faites exactement cela. Faites-moi confiance quand je dis qu'Il vous répondra certainement.

Maintenant, la réponse peut venir immédiatement, peut prendre un certain temps à venir et, ou elle peut prendre du temps à mettre en œuvre. Cela ne signifie pas que Dieu dit <<Non, Je ne vous aiderai pas>>.

Prenez du temps à mettre en œuvre ?

Qu'est-ce que je veux dire par là ? Je veux dire que cela peut prendre un certain temps à mettre en œuvre et à trouver une bonne résolution à votre problème. Cela peut prendre du temps pour que les choses évoluent dans le sens d'être résolues. Les problèmes prennent normalement un certain temps à être résolus. Cela dit, si vous demandez à Dieu d'accélérer le processus, Il peut le faire, mais cela prendra encore un certain temps.

Je vais vous donner l'exemple d'une gentille dame que j'ai eu la chance de croiser. Elle était très gentille et elle avait une fille qui a été adoptée. Elle avait été franche avec la fille qu'elle l'avait adoptée et elles en avaient parlé de manière ouverte. La fille adorait franchement sa mère adoptive (la gentille dame que je connaissais) mais les choses ont dégénéré lorsque sa mère biologique (qui était en prison depuis des années) est entrée dans sa vie et a voulu faire à nouveau partie de sa vie. . Elle n'avait pas encore terminé sa peine de prison et éprouvait des problèmes de toxicomanie et d'alcoolisme. Elle n'était pas intéressée à obtenir de l'aide pour ces problèmes, mais elle voulait toujours une relation active avec sa fille biologique. La gentille dame ne savait pas quoi faire car elle avait peur des effets que cela aurait sur sa fille adoptive. Elle s'est inquiétée lorsqu'elle a trouvé un paquet de cigarettes dans sa chambre. Alors, j'ai conseillé à la gentille dame de prier et de chercher la face de Dieu dans cette situation très difficile. Dieu l'a guidée à passer du temps avec sa fille adoptive, lui rappelant les bonnes valeurs qu'elle lui avait inculquées et lui demandant de passer du temps avec elle, en faisant leurs activités habituelles discrètes mais chéries : lecture, assister à des concerts de musique, faire les courses pour des vêtements, préparer ensemble des aliments sains et des desserts et regarder des émissions d'humour ensemble. Il a fallu des mois et des mois pour que de vrais changements soient visibles dans leurs vies respectives, mais finalement, cela a créé un lien beaucoup plus profond entre la gentille dame et la fille adoptive, et finalement, la mère biologique a choisi d'obtenir de l'aide et de se faire soigner dans un établissement, ouvrant la porte à une éventuelle réconciliation et relation avec sa fille. Cette heureuse résolution a pris plusieurs mois et beaucoup de foi de la part de la gentille dame mais c'est arrivé et c'était très bien.

Un autre exemple que j'aimerais partager avec vous parce que c'est une histoire réconfortante est celui d'une jeune femme qui avait une faible estime de soi et qui a été attirée dans l'industrie de la traite des êtres humains. Ses parents étaient des chrétiens dévoués qui fréquentaient la même église que moi et étaient des gens gentils et aimants qui priaient désespérément pour que leur fille revienne et qu'elle soit guérie du traumatisme mental, physique et émotionnel qui viendraient évidemment d'être une victime de la traite des êtres humains. Un jour, cette jeune femme (qui était maintenant libérée de ses captifs) et ses parents aimants montèrent sur la grande scène de l'église et présentèrent l'histoire de leur fille. Les parents ont dit qu'il avait fallu des années de prière et de travail acharné pour que leur fille soit libérée, mais qu'elle l'a finalement été et qu'il était maintenant temps de travailler sur le long processus de guérison qui serait nécessaire.

Vous voyez, l'œuvre de Dieu n'est pas petite; il y a beaucoup de choses dont chaque personne qui prie (et même les personnes qui ne prient pas) a besoin, mais nous devons être patients et comprendre que Dieu est toujours en train de travailler. Il travaille même quand nous ne Le voyons pas travailler. Une façon dont j'aime garder cela à l'esprit (surtout pendant les moments où je m'impatiente et où il me semble que rien ne fonctionne ou que rien ne change pour le bien) est de regarder les nuages dans le ciel se déplacer. Cela m'aide de plusieurs façons :

Dieu est là-haut et Il travaille. Il n'est pas un menteur que je pense qu'Il ne me dit pas la vérité quand Il dit qu'Il ne s'arrête jamais de travailler.

Je n'ai pas demandé aux nuages de bouger... ils le font. En tant que tel, imaginez combien plus Dieu agira parce que nous Le lui avons demandé.

Dans l'Écriture, il est dit que Dieu ne dort ni ne sommeille. Je dois croire qu'Il est debout, travaillant sur les choses que j'ai amenées à Ses pieds.

Je considère les prières exaucées précédentes comme la preuve que s'Il l'a fait une fois, Il le fera encore. Je peux aussi (nous pouvons tous) regarder les prières exaucées des autres et voir comment Dieu les a aidés et que bien sûr, Il nous aidera aussi.

Essayez-le par vous-même

Je ne dis jamais à personne que je sers de me croire sur parole. Jamais. Je ne pense pas que ce soit vraiment juste. Ce que je fais, c'est leur parler de mes expériences et les inviter à prier à ce sujet et à vivre leurs propres expériences avec Dieu. Priez pour vous-même, demandez-Le pour vous-même, renseignez-vous pour vous-même, testez les Écritures par vous-même et voyez comment Il répond. Dieu nous promet dans les Écritures que personne qui Lui vient ne sera rejeté et que quiconque se repent sera pardonné. Cela me semble être une promesse assez solide. Alors je dis, essayez-le par vous-même et vous verrez. J'invite aux personnes qui recherchent de l'aide à ce sujet à me contacter via le formulaire de contact de mon site Web. J'ai eu de l'aide tout au long de ce processus et je trouve donc juste et juste de fournir de l'aide et de l'encadrement aux autres. Veuillez visiter drchristinetopjian.com pour ces détails et pour nous contacter.

Je dis aussi de vérifier les forums communautaires et les groupes de l'Église. Il est très utile d'avoir ces ressources communautaires là-bas, vous permettant de voir les promesses de foi et les témoignages des autres, et d'avoir l'occasion de partager vos propres histoires. Entendre ce que les autres vivent est si important parce que cela nous aide à mettre les choses en perspective et à alimenter notre propre foi. L'une de mes expériences préférées et les plus réconfortantes est de voir les demandes de prière des autres sur différentes applications et différents sites Web. Je vois tout, de <<S'il vous plaît, aidez mon enfant à trouver son chemin>> à <<Notre entreprise est en difficulté>> à <<S'il vous plaît, lisez dans mon cœur, Seigneur, et aidez-nous>>. J'aime les voir parce que j'ai l'occasion de faire l'expérience que d'autres viennent à Jésus pour obtenir de l'aide et comptent sur Ses promesses, son caractère et sa bonté pour les aider à travers tout.

Je veux toujours encourager mes lecteurs à tendre la main aux groupes de soutien communautaires, que ce soit en face à face dans une église basée sur la Bible ou en ligne, ce sont toujours de si bonnes choses à faire et de si merveilleuses façons de se connecter avec les autres. Vous ne savez jamais qui Dieu met sur votre chemin pour vous aider ou comment vous pouvez les aider. Ceux-ci peuvent être une grande source de réconfort lorsque vous faites face à des revers et que vous avez besoin que les autres vous apportent un soutien et une certaine perspective. Cela peut également être une excellente source pour fournir un témoignage sur la façon dont Jésus aide et a aidé (au présent et au passé) quelqu'un à travers une difficulté ou un revers et vous donne une bouffée d'énergie pour continuer sur votre chemin.

Aider les gens à travers leurs revers

Je suis allé à une réunion de prière de l'église une fois et même si je sentais que Dieu voulait que j'y aille, je ne sentais pas qu'Il avait l'intention que je reste là cette nuit-là. J'étais totalement confus et perplexe. Y aller mais ne pas y rester ??? <<Ok, Seigneur,>> je me suis dit avec un soupir.

« Comme Vous voulez, Seigneur. Montre-moi ce que Vous voudrez que je fasse », ai-je dit.

Je suis arrivé à la réunion et ils allaient commencer dans quelques minutes. Je me suis assis à une table et je me suis senti assez à l'aise. Tout le monde lisait et utilisait un classeur que je n'avais pas encore, alors je l'ai acheté pour une somme modique. Lorsque j'ai eu le livret et le cahier d'exercices dans ma main, j'ai senti que quelque chose allait se passer. Ça faisait. Il y avait une dame debout au comptoir d'achat à côté de moi et elle parlait du fait qu'elle voulait acheter le livre et le cahier d'exercices mais qu'elle n'avait pas assez d'argent. La vendeuse ne savait pas quoi faire car elle n'était manifestement pas autorisée à lui laisser gratuitement le livre et le cahier d'exercices. À ce moment-là, j'ai ressenti dans mon esprit: «Donnez-lui vos copies payantes et rentrez chez vous. J'ai d'autres choses à vous faire faire ce soir.>> J'ai rapidement offert à la dame qui se tenait à côté de moi mon livre et mon cahier d'exercices et lui ai dit que c'était la volonté du Seigneur qu'elle ait mes exemplaires, puis je me suis poliment excusé de la réunion qui allait commencer. La fille à qui j'ai donné le livre et le cahier d'exercices a été bouleversée et a eu le souffle coupé lorsque le livre et le cahier d'exercices ont été transférés dans sa main, gratuitement. Je ne sais pas vraiment comment mon geste d'obéissance a affecté cette fille et j'espère qu'elle a beaucoup profité de la ressource, mais c'était agréable de faire cela et j'étais reconnaissant d'avoir pu le faire.

Mon dernier exemple d'aide à quelqu'un à travers un revers est l'exemple suivant que je vais donner : une femme avec qui j'ai travaillé a un mari qui est un peu plus âgé et qui allait bientôt subir une opération au cerveau. J'avais parlé à cette dame quelques fois et je me sentais connectée à elle, comme si elle était une âme sœur. Elle m'a parlé de l'opération de son mari et a admis qu'elle avait très peur mais qu'elle ne savait pas comment prier, alors quand j'ai proposé de l'aider, elle et sa famille, en priant pour son mari, elle a sauté sur l'offre. Une de mes amies et moi avons prié pour son mari et sa famille et nous avons également prié pour que cela puisse ouvrir la dame à une relation avec Jésus. Son mari s'est fait opérer et ça s'est merveilleusement bien passé, même mieux que ce qu'ils avaient espéré. Elle m'a remercié abondamment pour mon aide et celle de mon ami dans la prière et je ne peux qu'espérer que d'une certaine manière, cela lui a ouvert la porte à une relation avec le Christ.

En somme, lecteurs, des revers se produiront sur notre chemin vers la définition du succès que vous souhaitez utiliser, mais il existe de nombreuses façons de nous aider à traverser ces difficultés, dont la moindre n'est pas Jésus lui-même ! Comptez sur Lui - Il veut que vous le fassiez !

Chapter 19

Félicitations, vous !

Je veux vraiment prendre un moment à ce stade du livre pour vous féliciter. Premièrement, pour avoir continué à lire et pour être allé aussi loin dans le livre. Et deuxièmement, pour vous rappeler que c'est bien (en fait, plus que bien) de vous donner cette tape sur l'épaule et de vous féliciter pour votre excellent travail, quel qu'il soit. Célébrez les petites victoires en cours de route.

Vous avez terminé un livre ? Félicitez-vous.

Avez-vous fait votre première prière? Félicitez-vous.

Vous avez aidé quelqu'un aujourd'hui ? Félicitez-vous.

Vous avez préparé un repas nutritif pour vous et votre famille ? Félicitez-vous.

Vous avez travaillé fort aujourd'hui ? Donnez-vous une tape dans le dos.

Avez-vous fait du bon travail aujourd'hui ? Donnez-vous cette tape dans le dos.

Est-ce que vous avez complété 30 minutes de marche ? Offrez-vous une belle gâterie pour vous féliciter.

C'est important pour notre santé mentale

Lecteurs, si nous ne prenons pas le temps de nous féliciter pour les petites victoires, nous manquons une grande partie de l'équation du bonheur. Oui, l'équation du bonheur. Il y a plus qu'assez de difficultés dans le monde, alors lorsque vous engagez l'équation du bonheur, vous trouvez des moments et des moyens de célébrer de manière innovante et amusante les petites bonnes choses que vous faites. N'oubliez pas qu'il faut de la force, des efforts, du dévouement, de l'amour, de l'énergie, de la bonne volonté et bien plus encore pour porter tous les chapeaux que nous portons.

Voici un exercice pour faire noter quelques-uns des nombreux chapeaux que nous portons. Prenez un moment et soit avec un surligneur, soit avec un stylo ou un crayon, utilisez la liste des articles ci-dessous pour vous rappeler les chapeaux que vous portez actuellement, que vous porterez bientôt ou, espérons-le, bientôt ou que vous avez portés. Même si vous avez porté le chapeau temporairement, cela compte toujours, utilisez-le.

Voici la liste et les espaces fournis ci-dessous sont pour les chapeaux auxquels vous pensez que vous aimeriez noter soit pour les chapeaux que vous avez portés que je n'ai pas inclus ici (la liste n'est pas exhaustive) soit pour les chapeaux que vous aimeriez porter à l'avenir :

Personne soignante　　Parent　　Frère/Sœur

Tante　　Oncle

Femme au foyer Ami Cousin
Solutionneur de problèmes

Confident(e) Pratiquant(e) d'église
Meilleur(e) ami(e) Jardinier

Enseignant Aide Mécène
Oeuvres artistiques

Personne de carrière Payeur d'hypothèque
Payeur de loyer

Conducteur de voiture Cycliste Musicien
Scientifique
Homesitter Personne qui prie
Beau-parent Grand-parent

Parent adoptif Personne qui travaille
Bricoleur

La raison

Pourquoi ai-je proposé cette activité ? Parce que cela vous montre combien de choses vous faites en une journée, en une heure, en une minute qui comptent tant pour votre propre santé et votre bien-être et pour les autres. Par exemple, si vous êtes un beau-parent, vous pourriez très bien représenter le monde pour votre beau-fils ou votre belle-fille - ils pourraient vous admirer d'une manière dont vous n'êtes peut-être pas encore conscients et c'est quelque chose dont vous devez vous féliciter. Vous pourriez également être celui qui paie l'hypothèque de votre famille et ce sont des accomplissements et responsabilités énormes qui doivent être honorés, respectés et célébrés parce qu'il se peut que toute votre famille compte sur vous pour le faire (ou mêmes, vous même), et pour ce faire, vous devrez besoin avoir une sorte de travail et une sorte de revenu, tant mieux pour vous !

Certaines personnes lisant ceci peuvent penser <<Eh bien, Christine, ce n'est pas vraiment une grande chose que je fais.>> Je suis ici pour vous dire que c'est une grande chose et que vous devriez être si fier de vous pour l'avoir fait. Je n'ai même pas encore mentionné l'impact que vos responsabilités et vos bonnes œuvres ont sur ceux qui vous entourent, qui peuvent très bien observer et regarder ce que vous faites et sont très impressionnés que vous soyez capable de respecter ces tâches et devoirs, chaque fois que vous le faites.

Vous pouvez choisir de vous féliciter et de célébrer un petit accomplissement en vous achetant un petit quelque chose de spécial, et c'est très bien. Par exemple, une dame que je connais vivait une grossesse très difficile et devait faire de nombreux voyages à l'hôpital, et je veux dire beaucoup. Ça commençait à la déprimer et je lui ai donc proposé à chaque fois qu'elle se rende à l'hôpital, de faire quelque chose de gentil pour elle. Pour elle, cela signifiait s'acheter des savons riches et parfumés pour la salle de toilette de sa maison. Pour moi, ce serait de m'acheter un café bien fait. Pour un autre gars que je connaissais qui traversait un divorce très difficile et dont la femme l'emmenait essentiellement chez le nettoyeur, chaque fois qu'il se battait avec succès devant le tribunal, il s'autorisait à aller au parc et à se balancer sur les balançoires pendant un moment, parce que cela lui rappelait des temps plus heureux et plus simples.

Alors, voici quelques belles choses que vous pouvez faire pour vous-même. Choisissez-en un ou plusieurs. Amusez-vous avec cet exercice. Après tout, c'est votre chance de vous récompenser pour avoir fait le BIEN !

Achetez-vous des fleurs

Achetez-vous une figurine

Procurez-vous des billets pour un match ou un événement sportif

Procurez-vous quelque chose de cool en termes de gadgets

Achetez-vous une tasse de café ou une tasse de café faite exactement comme vous le souhaitez

Prendre un bon verre de vin ou de bière (pour les adultes, bien sur)

Promenez-vous dans la nature

Levez les yeux et regardez bien et longuement les étoiles

Lancez un fichier warm fuzzies

Embrassez votre animal de compagnie

Éteignez votre téléphone

Étirez-vous et faites du yoga

Écrivez votre gratitude

Obtenez des aliments délicieux et sains que vous aimeriez

Cuire ou cuisiner quelque chose pour quelqu'un et le lui livrer

Faites une sieste

Planter quelque chose

Écrivez (à la main) la lettre la plus énervée possible à la personne qui vous cause le plus de stress. Respirez profondément. Jetez-le.

Passez du temps à la lumière naturelle du soleil

Regardez un film

Prendre un bain moussant

Mettez du parfum ou de l'eau de Cologne

Jouez avec vos enfants

Partez pour un long trajet

Traitez les améliorations domiciliaires qui doivent être apportées

Faites un câlin à quelqu'un que vous connaissez et aimez

Décidez de ne lire que les bonnes et heureuses nouvelles

Ne suivez pas dix comptes de médias sociaux qui ne vous apportent pas de joie

Inscrivez-vous à un cours que vous aimeriez suivre

Écrivez ce poème ou cette nouvelle ou ces poèmes ou ces nouvelles que vous vouliez écrire

Essayez une nouvelle recette

Boire plus d'eau

Privilégiez une bonne routine de relaxation

Pardonnez-vous. Fais-toi un câlin

Ajoutez "Le temps de rire" dans votre calendrier

Prenez une vitamine Pierrafeu

Écrivez une liste de 10 choses que vous aimez chez vous

Bien sûr, lecteur, il y en a beaucoup d'autres à ajouter à cette liste et si cette liste ne contient pas ce que vous aimeriez, je vous encourage à y ajouter les choses qui vous tiennent à cœur. Cet exercice est censé être une récompense pour vous et quelque chose que vous utiliserez pour vous sentir bien après tout ce que vous avez entrepris.

Certaines personnes peuvent penser que les choses qu'elles font ne sont que des choses normales et quotidiennes. Je voudrais vous dire que ce n'est pas le cas car tout le monde ne fait pas l'excellent travail ou l'excellent effort que vous faites et ne consacre pas le temps, l'énergie et les efforts pour faire cette chose ou ses choses comme vous le faites. Tout le monde n'est pas un bénévole formidable et fiable à l'Église et fait tout ce qu'il peut pour que les autres clients se sentent les bienvenus. Tout le monde ne se donne pas à fond dans son travail et va au-delà des attentes, en faisant des heures supplémentaires et en faisant de son mieux pour assurer le succès et la rentabilité de l'entreprise. Tout le monde ne prend pas le temps de chérir son conjoint ou son partenaire pour qu'il ou elle se sente très spécial. Nous avons tous des choses que nous faisons et nous pensons que ce sont des choses normales <<que tout le monde fait>>, mais ce n'est pas le cas. Tout le monde ne fait pas ces choses, vous devriez donc vous récompenser pour les avoir faites. Dieu observe et voit votre dévouement, vos bonnes œuvres, vos efforts et Il est un autre qui vous récompensera, au-delà de vos propres récompenses.

Ceux qui essaient de vous abattre

Dans un chapitre sur la façon de vous féliciter pour un travail bien fait, nous devons nous adresser à ceux qui vont (ou font) essayer de vous rabaisser. Dans notre société, il y a des gens qui essayent d'abattre les autres parce qu'ils peuvent être jaloux, ils peuvent se sentir menacés, ou ils peuvent tout simplement ne pas vous aimer et donc ils ne veulent pas vous soutenir et certains veulent carrément vous abattre. Peu importe ces gens et vous continuez à faire votre truc. Vous continuez à être le meilleur exactement là où Dieu vous a placé et vous verrez les choses changer et s'améliorer. Vous verrez Dieu vous justifier pour les torts que ces gens ont commis. Il savait que le traitement injuste viendrait et Il savait que les gens seraient jaloux de vous et ne vous souhaiteraient pas du bien. Vous ne pouvez pas laisser cela vous gêner. Vous continuez à faire ce que vous savez que vous êtes censé faire et laissez Dieu s'occuper de les traiter avec justice.

Une dame que je connais, nommée Nada, allait travailler chaque jour, faisant de son mieux, se consacrant entièrement à son travail. Elle était gentille, respectueuse, ponctuelle (et généralement en avance) au travail, elle faisait son travail et elle le faisait bien. Elle était toujours souriante, face aux énormes difficultés de sa vie. Lorsqu'un poste s'est ouvert au service à la clientèle qui nécessitait une personne bilingue au service à la clientèle, elle m'a proposé le poste et j'ai postulé. J'ai obtenu le poste et je lui en suis très reconnaissante. Nous avions l'habitude de nous asseoir ensemble et de déjeuner, et elle avait l'habitude de me dire pourquoi elle aimait son travail dans l'entreprise en tant que scientifique, à quel point elle se sentait satisfaite de ce qu'elle faisait chaque jour et à quel point elle travaillait dur pour l'entreprise. Malheureusement, son patron immédiat ne l'a pas appréciée ni noté le bon travail qu'elle faisait. Il minimisait ses efforts, il disait des choses méchantes et blessantes, il la jugeait mal sur tous les fronts. Elle s'y était habituée mais en même temps, les choses méchantes et blessantes qu'il disait restaient avec elle, mais elle continuait à faire de son mieux, se mettant à fond dans son travail, essayant de se déconnecter de ce qu'il lui disait. Le moment est venu où cette personne a finalement été relâchée de l'entreprise et le nouveau patron a pu voir son travail acharné, son dévouement et ses efforts et il a décidé de la promouvoir.

Qu'est ce que je dis? Dieu voit toutes les injustices et votre travail et vos efforts et Il vous promouvra et vous élèvera au moment parfait. Incidemment, j'ai mentionné à Nada qu'elle devrait prendre du temps pour elle-même chaque semaine pour se remercier de son merveilleux travail et qu'elle devrait faire quelque chose de gentil et de bon pour elle-même. Elle a décidé de m'en parler et chaque semaine, elle faisait une chose qui la faisait se sentir bien. Elle le fait encore aujourd'hui, au moment où j'écris ceci.

À l'un des emplois de Jane, elle avait des employés qui ne l'aimaient manifestement pas. Ils ont très mal caché leur dédain pour elle et ont définitivement pensé qu'elle n'était pas une gagnante. Je me souviens qu'un matin, Jane me racontait qu'elle était arrivée au travail en retard parce qu'il y avait eu un terrible blizzard et une tempête de neige. Sa voiture ne voulait pas sortir de l'allée et elle a pris le bus pour se rendre au travail ce jour-là, devant marcher péniblement dans la neige pour se rendre au travail. Une fois sur place, le patron de Jane l'a remerciée très gentiment d'être venue et d'avoir bravé le blizzard, mais lorsqu'elle est arrivée dans son espace de travail, l'une des dames qui y travaillaient a fait un commentaire très sarcastique à son encontre. J'ai rappelé à Jane qu'elle ne devrait pas consacrer du temps et de l'énergie à des gens comme ça et que le travail qu'elle faisait était pour le Seigneur.

Donc, comme ils le font pour nous tous, des opposants viendront, des gens qui aiment (ou semblent aimer) rendre nos vies difficiles viendront, ils diront des choses et feront des choses qui ne sont pas justifiées, non professionnelles et méchantes, mais nous ne pouvons pas les laisser obtenir le meilleur d'entre nous. Nous devons laisser passer l'offense et ne pas y prêter attention. Que Dieu leur rend ce qu'ils ont dit et fait.

Qu'est-ce qu'un petit gain ?

Qu'est-ce qu'un petit gain ? Une petite victoire est un pas dans la bonne direction vers où vous voulez être et où vous êtes appelé à être. C'est une étape vers le succès dans vos objectifs ou c'est rendre un gentil mot ou action envers quelqu'un. Chacune des choses suivantes sont de petites victoires qui me sont arrivées, à moi, à un de mes amis, à un membre de ma famille ou à quelqu'un que j'ai aidé d'une manière ou d'une autre. Après cette liste, je vous demanderai d'y réfléchir et de noter quelques petites victoires que vous avez vécues sur votre chemin vers le succès. Voyez-vous, chacune de ces petites victoires doit être célébrée car le succès, le vrai succès, prend du temps alors c'est votre façon de vous motiver à continuer sur la voie de la réalisation de vos objectifs et de vous rappeler que <<Oui, je suis sur le bonne voie et malgré les défis, je progresse lentement mais sûrement.>>

J'avance vraiment bien dans mon nouveau travail

Nous ne sommes pas encore enceintes mais nous avons eu notre première séance de FIV et nous sommes donc sur la bonne voie

J'ai rencontré quelqu'un de spécial et j'étais totalement moi-même. Je suis enthousiaste de voir où cela va.

J'ai terminé et soumis avec succès mes candidatures universitaires

J'ai réussi ma présentation au travail aujourd'hui

J'ai donné une excellente leçon à mes élèves aujourd'hui et je pense qu'ils l'ont vraiment compris

J'ai écrit mon premier chapitre dans mon premier livre de chapitre

J'ai obtenu mon tout premier contrat d'édition

J'ai aidé à sauver la vie d'une personne aujourd'hui sur la table d'opération

J'ai aidé une famille à protéger sa maison contre la saisie

Mon bébé a fait ses premiers pas

J'ai réussi ma première expérience scientifique

J'ai commencé à lire aujourd'hui pour la première fois

J'ai obtenu mon premier A à un test de mathématiques

Je n'ai peut-être pas obtenu le meilleur score sur mes SAT, mais j'ai fait beaucoup mieux que la dernière fois

J'ai effectué un autre paiement de loyer ou d'hypothèque

J'ai effectué un autre paiement de carte de crédit

J'ai changé mon premier pneu aujourd'hui

J'ai pris du temps à passer avec mes enfants aujourd'hui ou ce week-end

Je me suis souvenu de l'anniversaire de ma femme et de mon anniversaire et j'ai d'abord dit <<joyeux anniversaire, chérie>>

Mon conjoint et moi faisons des progrès dans le conseil de couple

J'ai écrit la première ébauche de mon premier scénario

Je me prépare à faire mon premier pas vers la conquête de ma peur

J'ai fait du bon travail en s'occupant de ce couple aujourd'hui

Mon équipe et moi avons sauvé une maison de l'incendie

J'ai terminé ma première scène en tant qu'acteur et j'ai eu de très bons retours de mon coach

J'ai pu parler à mon patient et l'aider à traverser des nouvelles médicales difficiles

Je suis allé me promener aujourd'hui

Mon ami et moi avons bien peint la maison ce week-end

J'ai suivi un patron et je crée mon premier vêtement

J'ai suivi une recette et je crée mon premier pâtisserie

J'ai payé l'intégralité de mes impôts ce mois-ci

Nous avons créé un fonds d'épargne pour notre retraite

Nous avons ouvert un compte bancaire pour nos enfants

J'ai pris du temps pour moi cet après-midi

J'ai fait une bonne action pour quelqu'un d'autre

Je suis bénévole pour une association caritative

Mon épouse et moi avons travaillé sur notre mariage aujourd'hui

J'ai écrit une lettre à une personne contre qui j'étais en colère, puis je l'ai jetée

Vous voyez, lorsque nous célébrons les petites victoires, nous nous sentons mieux, nous travaillons mieux et nous attendons avec impatience plus d'opportunités où nous pouvons nous récompenser et récompenser les autres. Cette augmentation de la sérotonine (le produit chimique heureux) dans notre cerveau provoque une petite poussée si merveilleuse et nous pouvons continuer à le faire car il est bon et sain de nous permettre de le faire. Il y a déjà tellement de choses qui rivalisent pour nous abattre, pourquoi ne pas prendre le temps de créer ce petit mais significatif espace de bonheur pour nous-mêmes ?

Alors maintenant, réfléchissez-y et notez quelques petites victoires que vous avez vécues sur votre chemin vers le succès. Notez-les ici ou faites-le dans votre propre journal. N'oubliez pas que c'est quelque chose auquel vous voudrez revenir et vous référer encore et encore, car cela vous aidera à vous rappeler et à vous motiver pour les succès futurs dans les moments difficiles à venir :

Ma liste de petites victoires:

Se souvenir de féliciter les autres

Qu'il s'agisse de votre enfant qui a obtenu une place dans l'équipe d'athlétisme de l'école ou de votre conjoint qui a complété son budget et l'a fait approuver au travail, ou encore d'un voisin qui a gagné un prix pour son jardin, il est essentiel de ne pas oublier de féliciter les autres pour leur gagne. Cela leur rappelle que vous pensez d'eux, que vous faites attention, que vous voulez le meilleur pour eux. Il est si important de s'assurer que nous prenons le temps de le faire de nos jours, donc si cela signifie mettre le rappel sur votre calendrier téléphonique qu'aujourd'hui est le jour du match de votre enfant ou le jour où votre conjoint a cette grande réunion, un petit geste et se souvenir d'une personne et de ce à quoi elle est confrontée dans sa journée va un long chemin.

Un conjoint m'a dit: <<Cela signifie le monde pour moi lorsque mon mari célèbre mes petites victoires, qu'il s'agisse de préparer un délicieux ensemble de brownies pour la vente de pâtisseries de l'école de nos enfants ou de faire un excellent travail dans la présentation de mon travail, cela signifie le monde pour moi quand il m'envoie juste un texto et m'encourage. Cela aide vraiment à renforcer notre relation et à resserrer nos liens, et même nos enfants le remarquent inconsciemment lorsqu'ils regardent maman et papa. Cela me fait l'apprécier d'autant plus.>>

Un enfant a dit : « J'aimerais que ma mère me consacre du temps dans sa journée. Elle est tellement occupée par son travail et à gagner de l'argent qu'elle m'oublie totalement et tout ce que je traverse dans ma journée. J'ai besoin de son soutien. Cette enfant a eu une conversation avec ses parents sur la suggestion d'un professionnel et après seulement deux rencontres, elle m'a dit : « Ma mère est presque une personne totalement différente. Maintenant, elle éteint son téléphone à 21 heures et s'assure qu'elle passe le reste de la nuit concentrée uniquement sur moi. Lorsque nous avons parlé de choses dans le conseil, je lui ai dit à quel point le fait qu'elle soit si occupée me faisait me sentir mal et sans importance et je suis reconnaissant qu'elle m'ait entendu et ait décidé de changer ses habitudes. Nous parlons maintenant tout le temps et elle me donne beaucoup plus de temps, ce dont j'ai besoin et que j'apprécie. Cela me donne aussi envie de lui consacrer du temps.

Un autre conjoint a déclaré: «Il ne faisait pas attention à moi, puis je me suis fait un devoir de réserver du temps chaque jour pour me connecter. Nous le faisons devant la télévision mais néanmoins, nous le faisons. Je lui ai expliqué comment je voulais être entendu et comment nous ne nous connections pas et heureusement, il m'a entendu et a décidé de faire quelque chose à ce sujet. On s'assure désormais que chaque soir, on passe du temps à se connecter et on passe du temps à s'écouter. C'est plus qu'un simple "temps en famille", c'est un temps nécessaire pour se connecter et renforcer notre lien. Nous célébrons maintenant ces petites victoires en sortant une fois par mois pour du gelato. »

Comme vous pouvez le constater auprès de ces personnes, c'est du temps bien dépensé et, en fin de compte, vous rend tous les deux plus forts et meilleurs. Il est également important d'inviter le Christ dans votre famille et de partager du temps, Lui permettant de vous parler à chacun individuellement comme vous l'appréciez.

Chapter 20

Dis le!

C'est un sujet tellement important que j'ai pensé qu'il méritait son propre chapitre.

Le pouvoir de la parole. Dans les Écritures (Proverbes 18 : 21), il est dit que « **la vie et la mort sont au pouvoir de la langue** ». Cela signifie que nous pouvons provoquer de bonnes choses avec les mots que nous prononçons, tout comme nous pouvons provoquer de mauvaises choses avec les mots que nous prononçons. Quoi qu'il en soit, nous faisons en sorte que quelque chose se produise, alors pourquoi ne pas faire en sorte que de bonnes (ou les meilleures) choses se produisent ? Nous devons reconnaître et accepter ce fait et, à ce titre, être très attentifs aux mots que nous choisissons de prononcer. Oui, nous pouvons être frustrés et utiliser des jurons ou parler négativement, comme <<Oh mec, cette situation ne s'améliorera jamais>>, mais c'est à ce moment là que vous devez vous arrêter et que vous devez changer vos mots.

> En tant que créatures d'habitude, nous devons nous rappeler de parler positivement en permanence.

Parce que les humains sont des créatures d'habitude, nous devons nous assurer que nous nous entraînons à parler positivement de manière cohérente. Je constate souvent que lorsque les gens commencent à le faire (moi y compris), nous pouvons nous consacrer à le faire pendant un jour, deux ou dix, mais ensuite, lorsque nous ne voyons pas les résultats immédiats, nous arrêtons de le faire et nous retournons à notre vieilles habitudes, recommencer à parler négativement. Nous devons arrêter cela et nous devons nous entraîner à faire mieux, de manière cohérente. Mettez des rappels pour vous-même sur votre téléphone, écrivez des rappels pour vous-même dans votre maison, mettez les rappels dans votre voiture ou sur vos appareils de streaming, écrivez-les partout et où vous le souhaitez. Faites-le et cela finira par faire partie de votre routine.

Cela s'applique également lorsque les choses deviennent difficiles. Nous devons rester déterminés à parler positivement et à inviter le bien dans nos vies.

Voici quelques exemples de la façon dont nous pouvons parler positivement de nos vies :

✓ Je travaille dur et je réussis au travail

✓ Nous faisons un excellent travail sur cette affaire et nous progressons à grands pas

✓ Je me consacre à ma relation et passe du temps à chérir mon conjoint

✓ Je traite les autres avec amour et attention et je reçois la même chose en retour

✓ Bonnes pauses me trouver

✓ Ma famille et mes amis font de moi une priorité et je les fais aussi une priorité

✓ J'intègre les écoles de mon choix

✓ Le timing et la chance me favorisent et travaillent en ma faveur

✓ Je suis reconnu pour être un grand ________________

✓ Je suis positif et je travaille dur dans tout ce que je fais

✓ Mes enfants sont sur le bon parcours et resteront sur le bon parcours

✓ Mon mariage prospère chaque jour

✓Mon conjoint et moi prenons du temps l'un pour l'autre et nous nous connectons

✓ Mes objectifs de perte de poids et de forme vont très bien et je fais de grands progrès

✓ Je suis sur la bonne voie pour devenir associé dans mon cabinet d'avocats

✓ Le rapport médical n'est peut-être pas excellent mais Dieu a le dernier et dernier mot

✓ Nous économisons pour notre première maison et les bénédictions nous trouverons pour trouver la bonne

✓ Je trouve grâce auprès du Seigneur

✓ Je passe de merveilleuses vacances avec ma famille

✓ Le Seigneur nous aide à payer nos factures facilement et sans cffort

✓ Toutes les bonnes portes s'ouvrent pour moi/nous

✓ Ma famille et moi prenons des mesures pour rester proches

✓ Je rencontre l'amour de ma vie et nous nous marions

✓ Je ne vois pas de chemin mais le Seigneur a des moyens que je ne connais pas encore

✓ Dieu m'aime et me chérit, même quand les autres ne le font pas

✓ Je reçois la promotion au travail

✓ L'argent, la richesse et l'abondance me viennent facilement et sans effort

✓ Nous allons avoir le plus joyeux Noël ou Pâques ou Carême

✓ Le Seigneur m'aide à rester fort pendant mon jeûne afin que je puisse le terminer avec succès

✓ Je fais un don à cette organisation caritative et je prie pour que le Seigneur multiplie le bien que cet argent fait dans la vie de ceux qu'il touche

✓ Le Seigneur m'aide à payer ma dîme

✓ Je suis belle, intelligente et unique en son genre

✓ Je suis beau, intelligent et incroyable

✓ Les gens me respectent et m'apprécient partout où je vais

✓ Nous pouvons nous permettre de passer de belles vacances

✓ J'ai l'air et je me sens bien, à tout âge

✓ Mon corps et mon esprit sont sains, heureux et alertes à tout âge

✓ Mon conjoint et moi sommes au meilleur endroit de tous les temps

Une des choses les plus importantes à retenir est que même lorsque vous prononcez ces mots, des défis viendront toujours. Cela veut-il dire qu'il faut arrêter ? Certainement pas. Si nous arrêtons de prononcer des mots stimulants chaque fois que nous rencontrons de l'opposition, nous n'irons pas très loin. Chaque fois que nous rencontrons de l'opposition, nous pouvons demander au Seigneur de nous aider à traverser l'opposition et de faciliter les choses. Nous devons également continuer à travailler dur et à prononcer les mots les plus puissants avec foi et conviction.

Prononcer des mots stimulants et affirmer la vie fonctionne littéralement dans tous les domaines de notre vie. Une dame que je connais approchait de sa vieillesse et a commencé à parler négativement de sa vie. <<Je suis vieille. J'ai dépassé mon apogée. C'est fini pour moi.>> Je ne peux pas vous dire combien de fois je lui ai demandé d'être plus consciente de ses paroles, de parler positivement de sa vie et de dire des mots d'affirmation de la vie sur elle-même et son conjoint. J'ai fourni des exemples, j'ai fourni de la documentation à ce sujet, et elle dans le processus de les faire. Maintenant, environ cinq ans après le début de cette négativité, elle a l'air beaucoup mieux, et elle est généralement une personne beaucoup plus positive. Malheureusement, c'est une tendance qu'une fois que les mots négatifs commencent, il faut du temps pour inverser le processus. Plus d'informations à ce sujet dans la section suivante.

Faites rouler la balle

Dans ce monde physique, il faut beaucoup de temps pour que la balle roule dans la bonne direction ; pour que des choses positives commencent à se produire après que nous prononçons les mots qui affirment la vie. Il faut aussi du temps pour que les choses se manifestent ici sur terre, donc même si vous dites "Je reçois de grandes quantités de bonne santé et de bonne fortune", vous ne les verrez probablement pas tomber sur vos genoux instantanément. Il faut du temps pour faire bouger les choses et pour que les bonnes choses commencent à remplacer les choses négatives, mais la meilleure chose que vous puissiez faire est de les faire rouler et de commencer à faire avancer les choses dans la bonne direction. Vous voyez, je dis « remplacer le négatif » parce que lorsque nous ne commençons pas à prononcer des mots positifs, la négativité entre en jeu. Nous n'avons pas à inviter la négativité - elle nous trouvera. C'est un monde brisé et en tant que tel, cette négativité vient et c'est presque comme si nous devions la combattre pour qu'elle ne s'installe pas ou ne s'enracine pas.

Alors, faites rouler la balle dans la bonne direction en parlant positivement et en prononçant des paroles de foi. La plupart des gens savent très bien que la vie peut être difficile (et parfois très difficile) mais ce que vous ne voulez pas, c'est vous entourer de personnes qui vous influencent pour commencer ou continuer cette négativité. J'ai dû passer moins de temps avec certaines personnes dans ma vie qui étaient malheureusement assez négatives, et elles ne voulaient pas s'arrêter. Les gens qui réussissent dans la vie ne sont pas ceux à qui rien de mal n'arrive. Ce sont des personnes capables de voir au-delà des circonstances négatives et capables de voir le positif malgré les circonstances négatives. Il est rafraîchissant de regarder des vidéos ou d'entendre des témoignages de personnes positives et prospères qui ont surmonté de grandes difficultés pour arriver là où elles sont aujourd'hui. Des gens qui sont dans tous les domaines et qui sont issus de familles pauvres, qui ont connu des maladies énormes et débilitantes, des barrières linguistiques, la faillite, ont eu toutes les portes qui leur ont claqué au nez, et plus encore, mais ils ont percé dans la foi et ils sont maintenant récolter les fruits de leur action, de leur constance et de leur foi.

Un auteur chrétien que je trouve particulièrement inspirant est Nick Vujicic, l'homme qui n'a ni jambes ni bras et qui travaille chaque jour comme conférencier motivateur et évangéliste. Cet homme n'a pas l'usage quotidien de ses bras ou de ses jambes et pourtant, il est capable de prêcher la motivation, la bonté de Dieu et est capable de transmettre aux gens l'espoir auquel ils aspirent. Il regarde au-delà de ses propres défis et voit la positivité et vise à l'évoquer chez les autres aussi. Quelqu'un d'autre aurait facilement pu prendre cela et aurait pu être terriblement négatif, ne souhaitant que du négatif aux autres parce qu'ils ont le sentiment d'avoir été très durement touchés et que la vie a été incroyablement injuste envers eux.

Lorsque nous réalisons à quel point Dieu a déjà été bon pour nous (peu importe votre situation), Dieu a tant donné à chacun de nous et nous aime. C'est alors à nous de venir à lui en action de grâces et de chercher quelles bonnes choses il nous réserve car peu importe qui vous êtes, d'où vous venez, de quelle couleur est votre peau, combien d'argent il y a sur votre compte bancaire , ou quoi que ce soit d'autre, il a de grandes choses en réserve pour vous.

L'un des plus grands tests

L'un de mes pasteurs préférés, Joyce Meyer, a déclaré dans l'une de ses vidéos que l'un des plus grands tests est la façon dont nous traitons les autres lorsque nous traversons des difficultés. Je pense que c'est très bien dit. Lorsque les choses sont difficiles dans nos vies, en particulier pendant une période prolongée, et que nous sommes secoués par des choses et que nous sentons que nous sommes étirés, il peut être très difficile de bien traiter les gens ou de les traiter avec gentillesse. Il peut être difficile de ne pas avoir des gens qui vous énervent, surtout quand nous avons beaucoup d'autres choses en tête. Lorsque nous traversons de telles périodes, nous devons prendre le temps de nous aimer, d'être bons avec nous-mêmes de toutes les manières que nous voudrions et sommes réalistes, et cela ne doit pas signifier des choses très coûteuses ou très encombrantes. Les plus petits bonheurs peuvent signifier beaucoup et peuvent contribuer grandement à nous faire sentir mieux. Tout dépend de l'attitude avec laquelle nous abordons les choses et nous devons également nous rappeler que nous pouvons et devons prier pour que le Seigneur nous donne la force pour les choses que nous traversons.

J'inclus ici une prière suggérée que vous pourriez avoir envie de prier, soit dans votre esprit, soit à haute voix. Le but de cette prière est de fournir à quiconque les mots à utiliser lorsque nous voulons prier le Seigneur pour Sa force et Sa bonté. L'une des raisons pour lesquelles j'inclus des suggestions de prières dans ce livre est que je pense qu'il peut être très utile pour les gens (peu importe où vous en êtes dans votre marche avec Dieu) de lire les prières que d'autres personnes ont priées et qui peuvent être utiles pour nous dans notre marche et en puisant dans la bonté et la force du Seigneur. Voici la prière pour la force. Bien sûr, vous êtes plus que bienvenu pour le modifier selon vos besoins, en fonction de votre situation et de votre contexte.

Seigneur Jésus, je Vous aime. Vous savez que je traverse actuellement certaines difficultés (n'hésitez pas à nommer ces difficultés). Non seulement je Vous demande de me donner Votre sagesse dans ce domaine (ce que j'ai besoin d'apprendre ici), mais je prie également pour que Vous me délivrez de cela à Votre manière et en Votre temps. Je prie pour Votre force alors que je traverse ces choses et pour que Vous me montrez les chemins à suivre. Vous n'apportez rien à vos enfants à moins que Vous n'ayez un très bon but pour cela, alors je prie pour que Vous me révéliez ces buts et que Vous me laissiez traverser ces moments. Au nom de Jésus. Amen.

Chapter 21

Technologie et autres bonnes choses

J'aime la technologie. Les facilités, les commodités et les avantages qu'il nous offre sont merveilleux, bénéfiques et changent la vie. Mais comme pour toute autre chose, nous devons savoir comment l'utiliser correctement.

J'ai commencé sans connaître ni comprendre la technologie, mais j'ai rapidement réalisé que j'aurais besoin de l'apprendre et de la comprendre pour l'école et pour la vie, puis une fois que j'en ai compris la base pour ces raisons, j'ai commencé à vraiment aimer l'utiliser et aimer les avantages qu'il peut procurer. Nous pouvons envoyer quelque chose en une fraction de seconde à quelqu'un à l'autre bout du monde, nous pouvons communiquer de manière transparente et en temps réel avec n'importe qui, n'importe où et à tout moment. Nous pouvons envoyer des paiements à n'importe qui pour n'importe quelle raison, nous pouvons créer des documents et des feuilles de calcul à l'aise et selon le programme que vous utilisez, sans même appuyer sur un bouton "enregistrer", vous pouvez créer des documents longs et étonnants, et bien plus encore.

La technologie change toutes nos vies à tous points de vue et l'une de mes questions préférées est lorsque les gens me demandent si Dieu a jamais voulu que nous ayons et utilisons la technologie. La réponse est bien sûr qu'Il voulait que nous l'utilisons, mais de la bonne manière. Dieu est toujours pour l'avancement des gens et pour permettre des choses qui nous aideront et nous seront bénéfiques. La technologie a offert aux gens tant de commodités, de luxe, etc., y compris l'utilisation des médias sociaux pour connecter les gens et les rassembler, partager, engager la communauté, et bien plus encore et nous sommes plus sages lorsque nous l'utilisons bien et aux bonnes fins . Je trouve toujours génial que les gens l'utilisent pour s'appeler Facetime, pour se connecter et communiquer par e-mail, pour envoyer des choses à l'autre bout du monde, et plus encore.

Certaines utilisations fantastiques de la technologie incluent :

Appelez et envoyez des messages à vos proches
Envoyez-vous des photos les uns aux autres
Envoyez des documents compliqués mais importants
Envoyez des blagues et des drôles
Regarder ou diffuser la télévision et des films
Trouver de meilleures façons de faire quelque chose (par exemple, la technologie du vide)
Utilisez la messagerie pour faire savoir à vos proches que vous vous souciez d'eux
Voitures et véhicules à moteur
Utiliser la radio pour les nouvelles, le divertissement, l'éducation et bien plus encore

Fournir aux gens un accès aux ressources alors qu'ils n'auraient pas eu cet accès autrement

Meilleure construction et conception de tout, des bâtiments aux transports et bien au-delà

Accès accru et amélioré aux programmes éducatifs et aux écoles

En ce qui concerne la façon dont la technologie peut être utilisée pour vous apporter le meilleur de Dieu, Il utilisera l'avènement des technologies pour atteindre et accomplir ses objectifs dans votre vie et dans la vie des autres. Dieu aime toujours vous apporter, à vous et aux autres, le maximum d'avantages de tout ce qu'il vous donne. Ainsi, de l'achat en ligne à la facilité de connexion à la communauté et à la diffusion des sermons pastoraux, il existe de nombreuses bonnes utilisations du terme collectif de technologie.

Par exemple, nous pouvons être au Canada (où ce livre a été écrit) et nous pouvons profiter d'un sermon enregistré ailleurs dans le monde et diffusé en direct ou via une vidéo téléchargée. Nous pouvons remplir un document et nous pouvons l'envoyer par e-mail à n'importe qui, n'importe où dans le monde et en quelques secondes, ils l'obtiendront. Nous pouvons trouver la communauté et le soutien que nous recherchons et nous pouvons entrer en contact avec d'autres membres de la communauté partout dans le monde et parler des choses que nous vivons, et trouver du soutien auprès d'autres personnes qui traversent les mêmes choses. L'une des meilleures choses à propos de l'utilisation généralisée de la technologie est le fait qu'elle répond directement à quelque chose que nous savons qui est dans notre cœur et pour lequel nous sommes construits : la communauté et la fraternité.

* Prenez l'exemple de la famille qui vient de perdre un être cher et voyez comment une communauté peut à la fois les aider à guérir et les aider à se connecter avec d'autres personnes qui ont vécu des choses similaires.

* Prenez le jeune enfant qui cherche des amis au milieu d'une pandémie et qui veut désespérément parler à d'autres qui vivent peut-être la même chose.

* Prenez la personne âgée qui veut voir ses enfants, ses petits-enfants ou ses arrière-petits-enfants à l'autre bout du monde et qui peut utiliser la technologie pour le faire.

* Emmenez les gens qui recherchent de belles vacances et ils sautent dans un vol et vont dans un endroit chaud au milieu d'une tempête de neige là où ils vivent.

* Prenez un accord commercial qui fournira à une personne ou à une famille l'argent dont elle a tant besoin et de bonnes graines pour leurs dîmes et qui nécessite des signatures qui doivent se produire rapidement et efficacement.

* Prenez la diffusion et l'organisation d'appareils d'IRM, d'appareils à rayons X et d'autres dispositifs médicaux vitaux qui sont inestimables dans le monde.

* Utilisez des avions pour acheminer de la nourriture et des médicaments indispensables vers des pays éloignés où une aide et des soins médicaux sont nécessaires.

* Considérez les utilisations de l'énergie qui sont utilisées pour chauffer et fournir de l'électricité qui réchauffe une maison et aide une famille à rester au chaud et en bonne santé pendant ces mois d'hiver extrêmement froids.

La technologie a tellement d'utilisations importantes qui sauvent des vies et doit être utilisée de la bonne manière. Nous serions très sages de prier pour savoir comment nous pouvons utiliser la technologie pour faire avancer de nouvelles avancées, de nouvelles inventions et de nouvelles façons d'améliorer la vie de l'humanité.

Aider l'environnement

La technologie a également des outils pour aider et soigner l'environnement. Je crois fermement que notre monde serait dans un état bien pire que celui dans lequel nous sommes déjà si nous n'avions pas la technologie pour aider à créer de nouvelles et meilleures façons de gérer les déchets, de recyclage, de reconditionner et d'utiliser les déchets humains pour créer de nouvelles avancées qui aiderait réellement l'humanité.

Une autre chose étonnante à propos de la technologie est la rapidité avec laquelle elle nous permet de bouger, de changer et de nous adapter. Il y a eu de merveilleuses inventions qui ont été et continuent d'être inestimables pour l'environnement et qui sont entièrement basées sur la technologie et utilisent des ressources naturelles que nous avons déjà facilement disponibles. Sans la technologie, la poussée des enveloppes sur ce que la technologie peut faire et les visions étonnantes des personnes qui ont suivi leur vision et ont fait quelque chose pour créer ces pièces, nous (et par nous, je veux dire l'humanité) ne serions pas les bénéficiaires des choses merveilleuses qui dont nous disposons aujourd'hui. Dieu donne toujours des visions aux gens pour nous aider à faire des choses merveilleuses, des choses qui seront grandioses pour rendre le monde meilleur, mais c'est aux gens qui reçoivent la vision de prendre des mesures stratégiques dirigées par Dieu sur ces visions pour que l'humanité voit son meilleur d'elle. Bien sûr, Dieu veut le meilleur pour nous... Il nous l'a montré depuis le Jardin.

Utilisations négatives

La technologie a aussi ses utilisations négatives. Nous pouvons abuser de la technologie pour autoriser, faciliter ou encourager des choses négatives telles que la pornographie, le jeu, la facilitation des relations extraconjugales, la diffusion du meurtre, la violence et les relations sexuelles forcées, la traite des êtres humains et bien plus encore. Ce merveilleux outil entre de mauvaises mains peut être une véritable recette pour le désastre, comme nous l'avons déjà vu bien trop souvent dans le monde. Les gens doivent être et rester attentifs à ces choses terribles, sinon nous pourrions involontairement tomber dans l'une d'entre elles et nous mettre sur la voie de pratiques très dangereuses, trompeuses et addictives.

Un monsieur plus âgé que je connais m'a confié qu'il avait affaire à des problèmes pornographiques. Il avait dit qu'il avait essayé de l'éteindre, mais cela s'avérait de plus en plus difficile qu'il ne l'avait pensé. Il avait dit que cela devenait un problème parce qu'il se retrouvait à le cacher à sa femme, qu'il aimait, et qu'il ne voulait pas que cela lui fasse du mal ou à leur mariage, mais il constatait que chaque fois qu'il était seul à la maison, il se tournerait vers cela pour ses besoins de visualisation. Avance rapide de plusieurs mois et cet homme a dû vraiment prier pour traverser et s'appuyer sur la force et la sagesse fournies par le Saint-Esprit afin de vaincre ce qui devenait une dépendance. Alors qu'il continuait à prier, il a lentement commencé à se voir disparaître des vidéos, se permettant de remplacer les images des femmes dans les vidéos par des images et des pensées de sa femme à la place. Il m'a dit qu'en cette période de rétablissement, de nombreux défis importants se présentaient et il a constaté qu'en fin de compte, il avait besoin d'en parler à sa femme et d'obtenir son soutien également. Je l'ai encouragé à le faire parce que c'est ce dont il sentait qu'il avait besoin pour dépasser cela; il s'est ouvert à sa femme à ce sujet et ils ont commencé à travailler ensemble.

Se contrôler

Je dis ceci avec tout le respect que je vous dois : en tant qu'êtres humains dotés de libre arbitre, nous pouvons parfois nous permettre de nous enliser dans des pratiques très destructrices. Ces pratiques finissent par devenir des habitudes, puis parce qu'elles se sont faufilées sur vous, vous ne vous en rendrez peut-être même pas compte beaucoup plus tard qu'il s'agit d'une habitude, d'une routine ou d'une dépendance à part entière. En tant que tel, nous devons prier pour la sagesse de Dieu en connaissant les recherches et comment nous pouvons nous protéger contre des choses comme le jeu en ligne, les jeux vidéo excessifs, les pilules, l'alcool, la pornographie et plus encore qui peuvent sembler innocents à la surface mais sont n'importe quoi mais.

Lorsqu'elles ne sont pas contrôlées et non traitées, ces choses ont non seulement le potentiel mais la probabilité de détruire des vies individuelles, des familles et, à une échelle beaucoup plus grande, de contribuer à l'effondrement de la société. Par exemple, si vous avez un père de famille aux prises avec, disons, une dépendance à l'alcool et devient un ivrogne méchant à son retour à la maison, l'impact sur sa vie de famille sera sans aucun doute mauvais. Ses enfants verront cela, ils seront exposés à l'un des épisodes de papa, et vous pouvez imaginer les ravages que cela causerait dans sa vie, son travail et son mariage. Il peut arrêter d'aller à l'église, arrêter de prier, arrêter de parler ou de s'ouvrir à son épouse, commencer à éviter ses enfants et ouvrir la porte à de terribles conséquences.

À plus grande échelle, si cela arrive à 10 % ou 12 % des hommes de notre population, nous aurons tant de relations détruites, de familles brisées, une augmentation des divorces, une baisse de la fréquentation de l'église, des enfants qui ont grandi en regardant papa boire et éventuellement verbalement ou physiquement, etc. C'est une recette pour l'effondrement lent mais sûr de la société.

Lorsque nous quittons Jésus des yeux, nous finirons par être conduits sur le mauvais chemin et nous devrons éventuellement nous rediriger vers Jésus et vers les valeurs chères à notre société. Plus les gens restent loin de Dieu, plus nous nous éloignons des enseignements de l'Écriture, plus nous renions les enseignements de l'Écriture et les valeurs solides qu'Elle décrit, et plus nous adoptons la position que <<nous savons mieux>>, plus nous allons être conduits à notre chute et à la chute de la société. Suivre Jésus et faire ce qu'Il dit à travers les inspirations du Saint-Esprit n'est pas toujours facile. S'il vous plaît, faites-moi confiance quand je dis que j'ai voulu faire beaucoup de choses dont le Saint-Esprit m'a éloigné et cela ne m'a pas fait du bien au début. En fait, c'était carrément douloureux. Je comprends maintenant à quel point suivre ses inspirations était la bonne chose à faire et comment cela m'a finalement été bénéfique.

Pour vous donner un <<par exemple>>, après que mon ex et moi avons rompu il y a de nombreuses années, j'ai envisagé de me remettre avec lui et j'ai eu l'occasion de le faire. Le Saint-Esprit me disait une chose très différente, cependant, qui ne faisait pas du bien à ma chair. J'ai obéi et ce n'est que quelques semaines plus tard que j'ai découvert qu'en fait, pendant toute notre relation, il m'avait trompé avec différentes femmes et qu'il m'avait constamment menti. Il est donc logique que se remettre avec lui n'aurait pas été une bonne idée à cause de mon système de valeurs que je mérite un homme qui me restera fidèle. Cela signifie-t-il que si vous n'avez pas déjà une relation avec Christ, vous méritez que de mauvaises relations et de mauvaises choses vous arrivent ? Certainement pas. Nous méritons tous d'avoir un excellent traitement dans toute relation, tout autant que nous méritons de fournir un excellent traitement, mais ce que je veux dire, c'est qu'être une fille de Dieu nous rappelle que Jésus est mort pour vous donner une vie bonne, saine et heureuse.

Pour en revenir à mon point de vue sur la technologie : c'est lorsque j'ai lu de nombreux messages Facebook sur la volonté de Dieu de la part de groupes communautaires chrétiens qui ont permis au Saint-Esprit de me parler et m'ont conseillé que ce n'était pas la bonne personne pour moi. Est-ce que les messages me l'ont dit directement? Bien sûr que non. Au lieu de cela, le message disait «La grâce est la façon dont vous abandonnez quelque chose qui ne vous était jamais destiné» et je savais à ce moment-là (grâce aux incitations du Saint-Esprit) que cette citation parlait directement à mon ancienne relation et que cet homme n'était pas le bon pour moi.

Relations amoureuses et être en ligne

Plusieurs fois de nos jours, les femmes et les hommes iront tous les deux en ligne à la recherche de l'amour. Il existe des sites Web chrétiens qui disent qu'ils vous aideront à trouver le compagnon de Dieu pour vous, mais lorsque vous regardez en plus de détails au site, de nombreuses pratiques de l'entreprise nient directement les valeurs de Dieu telles qu'énoncées dans les Écritures.

Aller en ligne peut être une façon absolument merveilleuse de rencontrer et de se réunir avec votre conjoint, mais chaque situation est unique et je vous encourage à prier et à lui demander "Est-ce là que l'homme ou la femme que vous avez destiné à être mon mari ou ma femme sera trouvé?" Il répondra. Il vous guidera. Et cela vous fera économiser beaucoup de temps, de frustration, d'énergie, d'efforts et d'argent. S'il ou elle n'est pas en ligne (ou du moins pas sur le site Web sur lequel vous envisagez de vous inscrire), vous rencontrerez de nombreuses personnes et, en fin de compte, ce sera un exercice de frustration car l'essentiel est : la bonne personne pour vous n'est pas là-bas et vous auriez pu mieux passer ce temps ailleurs, en regardant aux bons endroits.

Je n'oublierai pas qu'il y a des années (avant d'avoir commencé ma marche avec le Seigneur), j'ai envisagé d'engager un entremetteur sur les conseils d'un ami qui n'avait aucune marche avec Dieu. Elle m'a suggéré d'embaucher cet entremetteur et de <<faire avancer les choses>>. J'ai décidé de vérifier et j'ai appelé cet entremetteur. Elle m'a expliqué haut et bas ce qu'elle ferait pour moi, les évaluations de personnalité, ceci, cela et l'autre. Elle m'a également informé qu'elle avait facturé 15 000 $ pour le service. Je me suis rapidement excusé de la conversation et j'ai raccroché. Avec le recul, je suis très reconnaissant de ne pas avoir utilisé ces services parce que cette dame n'avait aucune marche avec Dieu et n'allait évidemment pas me conduire correctement. Elle me conduirait à quelqu'un (peut-être même plusieurs) mais le processus aurait été futile - il n'aurait pas été celui que Dieu avait prévu pour moi. Dieu fait exactement le même service de jumelage (et bien plus encore) et Il ne vous facture même pas un centime. Il sera également là à tous vos rendez-vous, vous aidant à comprendre votre amour et Il sera là avec vous tout au long de votre mariage, vous aidant tous les deux à chaque étape du chemin.

Applications de prière chrétienne et d'enseignement

Il existe un certain nombre d'applications merveilleuses que vous pouvez télécharger si vous avez un smartphone et une connexion Internet qui fourniront un accès gratuit et régulier à des sermons qui fournissent des interprétations merveilleuses et bien expliquées de la Bible. Les applications qui existent sont celles de certains des pasteurs et prédicateurs les plus renommés, et couvrent tous les différents domaines possibles de la vie, des carrières aux relations et bien plus encore. Toutes les applications ont une myriade de façons de se connecter avec elles et de télécharger leurs messages, de les diffuser, et elles sont généralement mises à disposition gratuitement. Voici quelques-uns de mes favoris absolus :

John Hagee
Puce Ingram
Joyce Meyer
Charles Stanley
Joël Osteen
Jürgen Mathesius
Billy Graham
Andy Stanley
Charles Windoll
Jean MacArthur

Avec la beauté de la technologie et les incroyables niveaux d'accessibilité dont nous bénéficions tous aujourd'hui, télécharger et écouter avec un cœur ouvert et un esprit ouvert est plus facile aujourd'hui qu'il ne l'a jamais été.

Rappelez-vous que lorsque vous écoutez les sermons, demandez au Saint-Esprit de vraiment vous parler, de vous aider à comprendre ce qui est expliqué d'une manière plus profonde et plus significative et d'une manière qui aidera l'information à s'installer vraiment dans votre esprit et dans votre cœur.

Bénévolat et don de son temps

L'un des meilleurs cadeaux que nous puissions offrir est votre temps. Faire du bénévolat à l'Eglise, dans une librairie ou dans un organisme de bienfaisance n'est pas seulement très satisfaisant, mais ce serait très apprécié par l'organisme à qui vous apportez votre aide. C'est vraiment incroyable de voir comment n'importe qui de nos jours, sans même quitter le confort de sa maison, peut facilement donner de son temps, de ses talents, de ses compétences et de son expertise en utilisant des ressources en ligne. Contactez l'une des organisations que vous souhaitez et offrez votre aide en ligne ou en face à face.

La technologie est une excellente outil, cher lecteur, mais elle doit être utilisée de la bonne manière et doit favoriser votre propre relation personnelle avec le Seigneur.

Chapter 22

Votre ministère

Je vais passer un peu de temps ici à parler de votre ministère. Le ministère signifie cette chose que Dieu a mise sur votre cœur de faire pour le plus grand bien de la société. Pour certains, cela pourrait être un ministère de l'entrepreneuriat, pour d'autres, un ministère d'enseignement, pour d'autres, un ministère et une plateforme de prière, etc. Nous sommes tous appelés à une sorte de ministère, ou nous pouvons être appelés à aider et à soutenir un ministère.

Votre ministère, quel qu'il soit, a une importance énorme pour Dieu, pour les gens, pour le monde. Votre Ministère correspondra et sera basé sur vos talents et vos compétences car Dieu nous équipe toujours de tout ce dont nous avons besoin pour faire Ses bonnes œuvres et au profit de Son Royaume. Nous devons nous rappeler que ce que nous faisons ici sur terre est extrêmement important dans le Royaume et doit être conforme à ce qu'il nous appelle à faire. Un ministère est un appel et Il vous donnera les outils dont vous aurez besoin pour remplir cet appel.

Demandez-Lui et structurez

Lorsque vous travaillez sur votre ministère, vous devez : a) le rechercher ainsi que son aide b) lui demander si vous êtes sur la bonne voie c) prier pour que vous utilisez les ressources de la bonne manière d) vous enregistrer avec lui pour que tout soit parfaitement aligné.

Maintenant, l'une des choses que j'ai apprises à mes dépens, c'est que les ministères évoluent et changent. En d'autres termes, ils changeront et évolueront probablement au fil du temps. Il est vraiment important que lorsque vous mettez en place votre ministère, vous le fassiez de la bonne manière, peu importe où vous vous trouvez dans le monde. Par exemple, une de mes anciennes professeures a mentionné qu'elle devait organiser et structurer son ministère selon certaines catégories, étant donné que toute autre catégorie signifiait que le gouvernement aurait le contrôle sur ce qu'elle couvre dans son ministère d'enseignement et aurait l'autorisation de la fermer si elle s'écarte de ce mandat. C'est quelque chose qu'elle voulait éviter clairement et définitivement parce que l'agenda et le mandat d'une autre personne pour son ministère pourraient être totalement différents de ce que Dieu l'a appelée à faire et cela irait à l'encontre de tout l'objectif pour lequel elle a commencé son ministère.

Défis et recherche de Lui

Nous devons également nous rappeler que, comme pour toute autre chose, nous allons rencontrer des défis et lorsque ces défis surgissent, nous devons le chercher. Les défis à venir ne seront en aucune façon une surprise pour lui, nous devons donc le chercher et l'interroger sur les choses qui vont arriver.

Il est si important de s'assurer que nous suivons chaque chose vers laquelle Il nous guide et que nous avons....COURAGE.....

Courage

Qu'est-ce que j'entends par courage et pourquoi ai-je une section distincte pour cela ? Commencer votre propre ministère demande du courage. Vous envisagez un engagement de temps, d'argent, d'énergie et d'efforts qui devra être consacré à cela et c'est un effort entrepreneurial considérable. Tout cela demande du courage. De plus, avoir le courage de mettre votre compétence donnée par Dieu là-bas - inviter les gens à participer, à apprendre, à se régaler des dons que Dieu vous a donnés, à en bénéficier et à grandir d'une manière qui, comme cela point, vous ne pouvez peut-être qu'imaginer - tout cela demande aussi du courage. Il est d'une importance vitale d'avoir la « chutzpah » pour faire les choses que Dieu nous a appelés à faire.

Je vais vous donner un exemple : Une dame que je connaissais qui était extrêmement douée en Christ et dont la proximité avec le Christ était exemplaire, à mon avis, savait qu'elle était appelée à un ministère d'enseignement et de prière. Je l'ai encouragée à se lancer, à travailler sur son site Web, à faire les choses qu'elle savait que Dieu lui avait mis à cœur de faire et à apprécier le processus. J'ai proposé mes services pour l'aider de toutes les manières possibles et je lui ai proposé des stratégies qui, selon moi, fonctionneraient pour elle en fonction de ses compétences innées de «fille dure et sage». Elle était naturelle pour tant de choses qu'elle était appelée à faire et je lui en parlais souvent. Au fil du temps, les réunions de prière n'ont pas été programmées, le site n'a pas été construit et certainement, elle n'utilisait pas le temps et l'initiative que Dieu mettait à sa disposition pour faire ce qui était nécessaire. Je lui ai demandé ce qui se passait et elle a simplement dit (et je paraphrase) « Qui suis-je pour faire ça ? Je ne peux pas faire ces choses. J'ai essayé d'expliquer à quel point elle était douée pour conduire les gens au Christ et tout ce qu'elle avait à offrir, mais elle n'a pas cédé. Aujourd'hui, le site n'est pas construit, et rien n'a été fait. Elle mène aujourd'hui une vie heureuse en tant qu'épouse et mère et c'est fantastique, mais elle n'a pas fait ce que le Seigneur a guidé à l'époque et c'est malheureux pour toutes les personnes qui auraient énormément bénéficié de tout le bien qui aurait découlé de son Ministère.

Lecteurs, il faut du courage. Cela prend des ressources. Cela demande de la persévérance, mais Dieu a mis cette grandeur en vous. Tout ce dont vous avez besoin pour faire ce à quoi Il vous a appelé est déjà en vous. J'espère que vous répondrez à l'appel quand elle (la demande) arrivera.

Permettez-moi de vous offrir cette prière :

Je prie pour que le Seigneur parle clairement dans votre cœur, pour vous montrer en mots et en images/visuels ce qu'Il veut pour vous, et comment et quand vous devez le faire. Laissez-Le parler directement dans votre cœur afin que vous compreniez son amour pour vous, son amour pour le ministère qu'Il vous appelle à assumer, comment et quand il veut que vous le preniez et laissez-le vous guider sur le chemin pour pouvoir faire cela pour le Royaume. Qu'Il vous rende inébranlable dans votre foi et qu'Il fasse briller vos pieds de sa lumière afin que vos pas soient clairs et succincts, et qu'Il amène les autres à prier pour vous et pour votre ministère alors que vous marchez avec Lui, alors que vous prenez des décisions stratégiques , au fur et à mesure que vous y investissez vos ressources et certainement, au fur et à mesure que des défis surgissent. Puisse votre ministère être exactement comme Il le veut et puisse-t-Il toucher et affecter positivement les gens du monde entier. Au nom de Jésus. Amen.

Chapter 23

Les moments gênants

Dans n'importe quel ministère (dans n'importe quelle entreprise, vraiment), vous aurez des moments gênants. Vous aurez des moments où vous serez appelé à faire des choses qui sont gênantes ou inopportunes. Vous pourriez être interrompu pendant le dîner pour prendre un appel téléphonique, un email peut arriver à un moment qui ne vous convient pas, vous avez eu une merveilleuse opportunité de parler mais cela tombe le jour de l'anniversaire de votre enfant, on vous demande de mettre de l'argent pour des promotions et de la publicité mais vous vous sentez déjà fatigué de payer les factures de votre famille. Nous vivons tous ces moments difficiles et gênants et je compatis, ils peuvent être si durs.

Je me souviens qu'à l'époque où j'écrivais ce livre, j'ai dû manquer de nombreux dîners avec ma famille et beaucoup de temps j'aurais pu faire autre chose mais parce que les pensées couraient enfin et que les choses roulaient, je voulais me consacrer à ce livre et à mes autres livres. J'ai dû mettre de l'argent pour publier mes livres et j'étais déjà considérablement débordé financièrement, mais j'ai choisi de passer des heures et des heures (c'est compréhensible) devant mon ordinateur portable. Ce sont des sacrifices. Pour faire de grandes choses, nous devons faire des sacrifices. Nous devons consacrer du temps à nos efforts et demander à Dieu d'ouvrir les portes pour nous permettre d'avoir le temps, l'argent et les ressources nécessaires pour faire les choses qui doivent être faites.

Je regarde parfois des olympiens, comme Michael Phelps et Sunisa Lee - bien sûr, il y en a beaucoup, beaucoup plus, mais ce sont deux qui me viennent à l'esprit en ce moment - et je vois combien de passion, de dévouement, de concentration et de dynamisme ils doivent accomplir statut de leader au sein d'un cercle olympique. C'est à mon avis, la crème de la crème. Ils ont sacrifié d'innombrables heures dans la piscine et dans la salle de gym, respectivement, travaillant sur leur métier, perfectionnant leur expertise, mangeant bien, dormant bien, ne pas sortir pour faire la fête avec des amis, et les nombreuses, nombreuses, nombreuses heures d'entraînement qu'ils ont évidemment enduré. Quand j'ai besoin d'un retour à la réalité et que je commence à me plaindre du temps que je consacre à quelque chose, je pense à des olympiens comme eux et je suis étonné. J'aime regarder l'exemple de ceux qui ont fait des choses formidables, des réalisations incroyables et pendant que je suis impressionné, je l'utilise aussi pour me propulser à faire de mon mieux dans ce que je fais.

Lorsque Dieu vous appelle à faire quelque chose, Il sait que ce ne sera pas pratique, mais Il vous demande de le faire quand même. Il vous demande de lui faire confiance et de faire de votre mieux dans ce que vous faites. Il vous demande de le laisser vous guider. Je peux vous dire sans équivoque et sans réserve qu'il m'a guidé à chaque étape de l'écriture de ce livre, depuis le moment où je devrais écrire, jusqu'aux pensées et points principaux que je devrais inclure, jusqu'aux titres et sous-titres des chapitres et des sections, tout cela. Il m'a guidé pour faire chaque étape. J'ai certainement eu ces jours ou ces moments où je n'avais pas envie de le faire. Je voulais juste m'asseoir devant la télévision et sortir des légumes, ou je voulais sortir et m'amuser, mais je savais que cela signifierait que je n'écrirais pas un grand chapitre, je ne comprends pas cette pensée mis sur papier, je n'aide pas quelqu'un dans sa marche avec Christ et je ne ferais pas de mon mieux pour être le genre d'auteur que je veux être et que je sais que Dieu m'a appelé à être, et que les gens ne bénéficieraient pas de la lecture de ces choses et de mes expériences.

J'aimerais profiter de ce moment pour vous demander de faire une pause et de réfléchir aux sacrifices que vous avez faits dans votre vie auparavant et qui vous ont conduit aux succès et aux réalisations que vous avez et que vous appréciez aujourd'hui. Qu'avez-vous abandonné ? Prenez votre temps et réfléchissez-y car cela sera utilisé pour alimenter vos projets futurs, pour vous donner la motivation parfois indispensable pour poursuivre les choses que vous pensez que Dieu a mises sur votre cœur aujourd'hui. N'oubliez pas d'utiliser votre journal en cas de besoin afin que vous puissiez en avoir une trace et y revenir encore et encore. Vous pouvez utiliser l'espace prévu pour répondre à cette question ou écrire à ce sujet dans votre journal, votre téléphone ou ailleurs.

Le partage peut être difficile

Le partage peut être vraiment gênant. Partager signifie que nous nous ouvrons aux autres (généralement de parfaits inconnus), leur permettant de lire et de connaître nos vies et oui, nous nous ouvrons à leurs éventuelles critiques et jugements.

Je suis sûr que les Olympiens, les auteurs, les acteurs, les réalisateurs, les enseignants, les médecins, les dentistes, les soignants, les mères, etc., lorsque nous partageons et émettons tous des pensées, des idées, des témoignages et des opinions "là-bas", nous partageons et nous ouvrons nous expose aux jugements et aux critiques. Certaines personnes peuvent penser que ce que nous faisons est formidable et peuvent nous féliciter (ce qui est toujours merveilleux) et d'autres peuvent essayer de nous abattre avec des commentaires mesquins, méchants et critiques. Quelle que soit la façon dont vous le découpez, tout comme ce jeune enfant qui se lève en classe et lit son rapport de lecture ou sa nouvelle à la classe et fait face aux regards, aux jugements et éventuellement aux critiques de la classe, nous nous ouvrons à ces critiques et cela peut être très difficile.

Alors qu'est-ce qu'on fait pour ça ? Arrêtons-nous complètement de partager ?

Nous pouvons partager avec le monde ou avec quelques-uns que nous choisissons, mais nous devons nous assurer que nous partageons judicieusement. Dieu nous montre combien partager, quand partager, avec qui partager, pourquoi nous partageons cela et comment répondre aux critiques quand elles se présentent.

Par exemple, Dieu ne vous demandera jamais d'aérer votre proverbial « linge sale » devant les autres, pour vous embarrasser ou vous humilier. Il ne vous demandera jamais de faire des choses humiliantes. Il vous aime trop pour faire cela et Il ne vous demandera jamais de sensationnaliser votre « linge sale ».

Rappelez-vous également que vous êtes fort en Christ, donc toute critique qui vient peut simplement rouler sur votre dos et ne doit pas vous affecter. <<Je vous donne ma paix>> (John 14:27) est ce que Jésus offre dans la Bible, et ce n'est pas moins vrai aujourd'hui qu'à l'époque.

L'appel téléphonique durant l'heure du souper

Je me souviens d'avoir entendu un producteur de films très célèbre parler lors d'une conférence. Lui et toute sa famille étaient là parce que son entreprise était devenue une entreprise familiale et donc sa femme et ses enfants étaient également là et étaient clairement sur le chemin de la production avec lui. Ils ont parlé de la façon dont ils essaieraient de tout rassembler, de financer ensemble un film et qu'ils seraient sur le point de s'asseoir pour dîner et qu'un appel téléphonique arriverait disant que quelqu'un s'était retiré du projet et qu'ils coûtent maintenant 15 $ millions de moins que le budget nécessaire pour le film et comment ils devraient gérer cela et en parler ensemble, voir maintenant ce qu'ils pourraient faire pour compenser cette différence, sinon leur projet ne se réalisera pas. C'était gênant (avoir 15 millions de dollars retirés de votre projet n'est pas une question de rire) et je parie que cela a pris une tournure puissante à leur sujet de conversation à l'heure du souper.

Ces frais de scolarité

Lorsque nous parlons des moments gênants, l'un des articles les plus coûteux à acheter est les frais de scolarité. C'est quelque chose que les familles (certainement les parents ou les gardiens) stressent et font de leur mieux pour se préparer au fil des ans et parce qu'elles savent que cette dépense colossale arrive pour l'éducation de leur enfant ou de leur pupille. Qu'il s'agisse de l'enseignement dans une école privée, des frais de scolarité universitaires ou collégiaux, vous savez que cela va coûter cher. Cet inconvénient nécessite une planification prévisionnelle, des sacrifices, un travail acharné, une planification stratégique et un contrôle (je dis contrôle parce que vous pourriez aller dépenser l'argent des frais de scolarité de votre enfant pour des choses aléatoires, mais vous devrez vous contrôler).

Le succès va présenter ces moments gênants et nous devrons les gérer lorsqu'ils se présenteront, mais nous savons également que nous pouvons compter sur la bonté de Dieu pour nous aider à traverser et à résoudre le problème.

Une dame que j'ai rencontrée voulait démarrer un ministère et elle était très excitée à ce sujet. Elle était très sûre que Dieu avait mis l'idée de ce ministère dans son cœur et même si elle n'avait pas l'argent pour son démarrage, elle savait que si c'était sa volonté, l'argent viendrait. Alors elle a commencé à prier pour cela. Lentement, l'argent a commencé à arriver de différents endroits et dans des montants différents, mais c'est arrivé et quand je lui en ai parlé, elle était tellement contente, mais ce que j'ai trouvé intéressant, c'est qu'elle n'était pas du tout surprise. Elle en était très heureuse mais pas du tout surprisc parcc qu'cllc m'a dit qu'elle savait que c'était la volonté de Dieu qu'elle fasse cela et que par conséquent, l'argent commencerait à arriver. Je trouve cela tout simplement incroyable et merveilleusement rafraîchissant lorsque des personnes de foi forte ne vous inquiétez pas, ne vous inquiétez pas et ne stressez pas, mais êtes si sûrs que c'est ce que Dieu leur a apporté qu'ils continuent les tâches qu'ils savent qu'ils doivent faire, en restant pleinement convaincus que la ressource apparaîtra et alors sûr ça suffit, ça le fait. Quelle récompense !

Survivre quand le timing est serré

Quelque chose qui peut parfois rendre les choses un peu angoissantes est le timing de Dieu. Dieu n'est jamais en retard mais Il n'est pas non plus en avance. Il est à l'heure. Cela signifie qu'il n'est généralement pas en avance dans le sens où nous aimerions que nos problèmes soient réglés aujourd'hui, et non <<à temps>>. Alors, comment pouvons-nous surmonter cela? Comment le gérons-nous lorsque le timing est un peu serré selon notre opinion ou notre point de vue et que nous sommes assis là, attendant attentivement que notre bénédiction se manifeste ?

Eh bien, vous pourriez faire ce qui suit :

Priez pour son confort

Priez pour sa sagesse et

Fiez-vous à son caractère

Je vais vous l'expliquer. 1. Prier pour qu'Il vous réconforte pendant une période difficile est sage et biblique - nous Lui demandant de nous faire savoir surnaturellement qu'Il a ce problème dans la paume de sa main et qu'Il en est capable. 2. Prier pour Sa sagesse nous donnera la perspective de Dieu sur le problème et Il montrera comment Il n'est pas en retard, mais Il est à l'heure. Vous pouvez penser que la date d'échéance pour quelque chose doit être à telle ou telle date, mais ce n'est pas nécessairement le cas. 3. S'appuyer sur Son caractère signifie que vous savez qu'Il va s'en sortir parce qu'Il ne se contente pas de "laisser tomber" ses enfants ou ceux qui Lui viennent.

Permettez-moi de donner quelques exemples de ce que je veux dire ici :

Une mère avait un fils athlète et ils attendaient son offre de bourse pour payer ses études universitaires. Son fils était un athlète depuis des années et ils comptaient sur l'argent des frais de scolarité pour lui. Le temps passait et les offres de bourses n'arrivaient pas. Elle commençait à devenir un peu nerveuse et elle gardait à l'esprit que le paiement des frais de scolarité serait dû un jour particulier. Elle savait que Dieu avait parlé dans son esprit que l'argent serait là, mais comme la date limite pour le paiement des frais de scolarité approchait rapidement et qu'ils n'avaient pas reçu l'argent, elle et sa famille devenaient nerveuses. Ils ont envisagé de contracter un prêt, mais ils savaient que cela devrait être remboursé et avec intérêt. Ils ne pensaient donc pas que c'était une bonne option pour eux, car ils n'avaient pas les fonds nécessaires pour le faire. Elle savait dans son esprit que l'argent viendrait, mais elle a admis que la période d'attente était difficile et elle a mentionné qu'elle souhaitait avoir prié pour plus de confort et de tranquillité d'esprit à ce moment-là. Le jour où les frais de scolarité étaient dus, ils ont reçu une offre de bourse représentant dix fois le montant des frais de scolarité. La bourse couvrira les frais de scolarité, les livres, le logement, les dépenses accessoires et bien plus encore. C'était l'offre qu'ils attendaient et elle est arrivée le jour même où les frais de scolarité étaient dus. Dieu est-il passé ? Oui il l'a fait.

Une fille que je sais que j'appellerai Catie savait que Dieu Lui avait mis sur le cœur qu'elle ne devait pas retourner à son ancien travail. Elle avait dépassé le poste et l'entreprise et ce n'était plus là où Dieu voulait qu'elle soit, mais aucune autre offre d'emploi n'était à venir. Elle était totalement perplexe et ne comprenait pas. Elle avait travaillé toute sa vie d'adulte, donc elle était confuse quant à ce qu'elle était censée faire, d'où viendrait l'argent. Elle a décidé de rester dans la foi à ce sujet. Elle savait que Dieu allait intervenir et qu'il allait faire quelque chose d'incroyable dans sa vie. Elle était consciente que Dieu savait où se trouvaient ses finances et les paiements qu'elle devait effectuer. Alors, sans voir tout l'escalier proverbial, elle a décidé de rester dans la foi et de voir comment Dieu allait pourvoir. Quand elle en a parlé avant que le miracle ne se produise, elle était un peu nerveuse et cette nervosité transparaissait dans sa voix. Effectivement, un appel téléphonique est venu qui avait le potentiel de changer sa situation. Parce qu'elle était si nerveuse, elle a fait une prière silencieuse en disant qu'elle resterait silencieuse pendant l'appel téléphonique et qu'elle laisserait le Seigneur prendre le relais et lui apporter sa bénédiction. Effectivement, après avoir dit ce qu'elle avait besoin de dire lorsque la personne lui demandait, elle est restée totalement silencieuse et à la fin de l'appel, elle a découvert qu'elle recevrait beaucoup plus de salaire qu'elle ne le pensait. Pendant des semaines après cet appel, elle se souvenait de cet appel et de tout ce que Dieu avait fourni et que bien sûr, ce qu'elle avait entendu dans son esprit était vrai. Dieu avait pourvu et elle était très reconnaissante.

Encore un autre exemple d'un inconvénient (et c'est un cas de vie ou de mort, alors lisez avec un peu de prudence en sachant cela à l'avance) et de la provision de Dieu était dans le cas de Gerry. Gerry avait eu des problèmes cardiaques non diagnostiqués dans sa vie. Il avait quelques problèmes de santé différents et ceux-ci rendaient évidemment la vie plus difficile. Un après-midi, sa famille l'a trouvé évanoui et inconscient, par terre à l'extérieur et sans respirer ni bouger. Naturellement, sa famille a commencé à paniquer et à essayer de le ranimer. Un médecin qui se trouvait dans la région l'a remarqué et essayait de le réanimer et lui frappait la poitrine de la bonne manière pour le réanimer, mais rien ne fonctionnait. Dans le coin où personne ne pouvait la voir, sa nièce a fait une prière silencieuse demandant au Seigneur de pardonner les péchés de Gerry et si c'est son heure de partir, laissez-le partir en paix mais en précisant aussi que sa famille ne voulait pas le perdre . Le médecin frappa sa poitrine sans relâche, faisant de son mieux pour ranimer Gerry mais rien n'y faisait. Finalement, l'ambulance est arrivée et a emmené Gerry à l'hôpital sur une civière. Quelques heures plus tard, ils avaient appris que Gerry allait bien, il avait été réanimé et les médecins ont déclaré que les chances que Gerry soit sorti de cet épisode cardiaque sans lésions cérébrales graves étaient inférieures à 2 %. Gerry a eu une chance exceptionnelle et sa nièce lui a ensuite raconté comment elle avait prié pour lui et comment Dieu l'avait sauvé.

Lecteurs, ce sont tous des moments gênants, oui, mais c'est dans le dérangement que Dieu peut se manifester en grand. C'est dans ces moments gênants que nous pouvons voir la bonté et la provision de Dieu et bien que gênant, cela nous fait compter davantage sur lui et c'est quelque chose qu'il veut que nous fassions. Bibliquement, Il a toujours indiqué qu'Il veut que nous nous appuyons sur Lui et que nous puissions dans Sa provision. Je reviens au fait que nous sommes des brebis et que nous avons besoin de Sa conduite pour nous en sortir.

Jana avait déménagé au Canada dans l'espoir d'un avenir meilleur pour elle et sa famille. Quand elle est arrivée, elle avait manifestement peur, se sentait un peu perdue et ne savait pas comment elle s'en sortirait. Elle n'avait pas d'autre famille que celles qui l'accompagnaient donc il n'y avait pas d'appartement, de travail, d'infrastructure mis en place pour qu'elle puisse en bénéficier lorsqu'elle est arrivée ici. Elle a cependant eu la chance de tomber sur l'église Peoples à Bayview and Sheppard à Toronto. Grâce à cette Église centrée sur le Christ, elle a trouvé une communauté très accueillante, elle a trouvé des ressources très utiles et elle a trouvé un emploi. Elle était tellement reconnaissante d'avoir trouvé cette ressource à un moment de sa vie où elle et sa famille avaient désespérément besoin de l'aide, de la chaleur, de l'amour et du réconfort du Christ et de la communauté. Vous pourriez également être surpris de découvrir que lorsque Jana et sa famille ont déménagé ici, ils n'étaient pas chrétiens. Ils avaient entendu parler de Jésus mais ne s'étaient jamais tournés vers lui et en savaient très peu sur lui. Vous voyez, l'Église populaire a un beau programme de sensibilisation pour les non-chrétiens où ils peuvent venir, ils peuvent profiter de la communauté et de la fraternité et ils peuvent en apprendre davantage sur l'aide et l'amour qui sont disponibles en Christ. Jana et sa famille ont pu voir à quel point cette communauté était aimante et par elles-mêmes, elles ont pris la décision d'accepter Christ comme leur Sauveur et Fournisseur. Jana et sa famille vont maintenant chez Peoples chaque semaine pour la fraternité, la louange et l'adoration et l'amour qu'ils ont trouvé en Christ.

Sont tous ces exemples de réussite et d'abondance? Vous feriez mieux d'y croire.

Mon dernier exemple dans ce chapitre de moments gênants est celui de Norma. Norma n'était pas croyante et elle s'était retrouvée enceinte et seule. Sa famille lui avait tourné le dos et le père du bébé ne voulait plus rien avoir à faire avec elle. Norma était dévastée, seule et enceinte d'un réel manque de ressources. Elle avait besoin d'aide et elle voulait être sûre qu'elle faisait ce qu'il fallait pour elle et pour son bébé. Elle avait entendu parler du Pregnancy Care Center à Toronto et avait décidé de le vérifier. Elle ne voulait pas mettre fin à la grossesse, mais elle n'avait pas les ressources nécessaires pour le supporter par elle-même, alors elle cherchait de l'aide et de l'amour et beaucoup des deux. Elle a visité le centre de soins de grossesse où elle a appris l'amour et la sollicitude du Seigneur. Norma était très réticente au début parce qu'elle n'avait pas grandi en connaissant Jésus et franchement, pour elle à ce moment-là, elle Le voyait juste comme un autre homme qui pouvait décevoir. Mais ce qu'elle était sur le point d'apprendre, c'est que Jésus n'était pas et n'est pas un homme qui déçoit. Au lieu de cela, Il aime, Il prend soin et Il pourvoit. Alors qu'elle commençait à ressentir l'amour et l'acceptation des gens du centre de soins de grossesse, elle a commencé à réaliser que tous les hommes ne sont pas comme son ex et elle a commencé à se sentir mieux. Elle a commencé à conseiller et à apprendre toutes les vitamines dont elle aurait besoin pour que son bébé soit heureux et en bonne santé. Alors qu'elle continuait ce voyage, elle fut encouragée à compter sur Jésus pour Sa provision et Son amour et un par un, étape par étape, elle put continuer son éducation, elle fut capable de se nourrir, de se vêtir et de prendre soin d'elle-même et de son bébé et surtout, elle a commencé à aller à l'église et à lire la Bible pour mieux comprendre qui est Dieu et pourquoi Il voudrait même l'aider.

Aujourd'hui, Norma et Kathy (sa fille) sont des chrétiennes heureuses et en bonne santé. Norma s'occupe d'autres personnes qui se retrouvent dans le même bateau et sa fille excelle à l'école. Des moments incroyables de la provision de Dieu.

Chapter 24

N'oubliez pas de remercier

Je trouve que c'est un excellent point dans ce livre pour parler de la puissance, de la bonté et de la pertinence de rendre grâce ! Nous avons beaucoup de remerciements à Dieu pour avoir fourni Son amour directement et à travers Jésus, à Jésus pour Son amour et Son sacrifice parfait, et au Saint-Esprit pour être notre Conseiller et notre aide à travers tout. Dieu aime un cœur de gratitude et c'est quelque chose que nous devons pratiquer chaque jour. Nous devons remercier Dieu pour tout ce qui suit (et non, ce n'est pas une liste exhaustive ou complète):

Son amour
Son sacrifice
Il nous donne la terre
Il nous tricote dans le ventre de notre mère
Sa provision de Jésus et du Saint-Esprit
Son don de souffle
Son don de la nature
Son don d'animaux
Sa disposition en général

Il est là pour nous à chaque étape du chemin

Il continue de nous aimer même lorsque nous Lui avons tourné le dos ou l'avons interrogé

Ses promesses

Sa création des cieux et de la terre parce qu'ils étaient destinés à notre bien

Il nous enseigne à compter sur Lui

Lui nous donnant l'occasion de prier et de Lui faire part de nos demandes

Lui nous offrant les opportunités d'avoir et d'expérimenter des visions de bonté qu'Il désire apporter dans nos vies

Il nous donne la sagesse de naviguer intelligemment dans notre vie quotidienne

Sa fourniture de famille et de soutien

Remercier les gens

Il est également important de remercier les gens. La gratitude est un concept et un outil très puissant et utilisé de manière sincère et authentique, a le pouvoir d'ouvrir de nombreuses portes. Pensons un instant à toutes les personnes qui contribuent chaque jour à rendre la vie un peu meilleure, un peu plus facile, un peu plus digne d'être vécue. Tout le monde, des brigadiers aux enseignants en passant par les médecins qui aident à guérir les gens, les auteurs qui prennent le temps de créer leurs chefs-d'œuvre écrits, les poètes qui nous fournissent de grandes œuvres d'art et bien plus encore et bien d'autres.

Chaque personne est là pour vous aider à vous sentir mieux, à vous rendre du point A au point B et à vous fournir de l'aide, des services et des produits qui amélioreront nos vies, que ce soit en personne ou non.

Avez-vous déjà remarqué que les gens s'assoient le dos droit ou se tiennent droit lorsqu'ils sont reconnus ou lorsque leur travail et/ou leur contribution sont reconnus ? Ils se sentent bien et appréciés et ça se voit. Pourquoi ne pas fournir ces bons éloges lorsqu'un travail est bien fait ou qu'un service est bien fait ou même lorsque quelqu'un fait quelque chose de gentil envers vous ? La gratitude est un outil si puissant que nous pouvons utiliser pour encourager et montrer notre appréciation et cela ne doit même pas coûter quoi que ce soit. Nous pouvons offrir ce «merci» merveilleux et apprécié à n'importe qui à tout moment et cela aide les gens à se sentir mieux. Cela nous aide également à nous sentir mieux parce que nous savons que lorsque nous fournissons cela, nous nous sentons mieux d'avoir fait quelque chose de gentil à quelqu'un d'autre et que nous avons aidé cette personne à savoir que ce qu'elle a fait était formidable et à l'inviter à continuer à le faire. nous ou à quelqu'un d'autre.

Louange et adoration

Lorsque nous remercions Dieu pour quoi que ce soit, nous Lui offrons la louange et l'adoration. Dieu aime cela et apprécie beaucoup cet acte. Il aime quand Son travail est reconnu, Il aime quand ses enfants Le louent et Lui font savoir qu'ils savent que le miracle vient de Lui.

Tout au long de l'Écriture, nous voyons Dieu dire « Et vous saurez que je suis l'Éternel ». (cela est dit plusieurs fois dans la Bible, y compris le Psaume 46:10) Cela signifie qu'Il veut que nous Le connaissions et Le reconnaissons, ainsi que Ses œuvres dans nos vies. Il veut que nous sachions que ces miracles et événements viennent de Lui et pas seulement des coïncidences aléatoires dans nos vies. Il veut que nous réalisions qu'Il a pourvu à nos besoins alors que personne d'autre ne le pouvait ou ne le voulait.

Ce n'est pas une erreur si de nombreux services de l'Église commencent par la louange et l'adoration. Ce n'est pas un hasard si de nombreux pasteurs remplissent leurs sermons de messages et de rappels que nous devons Lui rendre grâce pour toutes Ses provisions et Le remercier d'avance pour les choses que nous voudrions. C'est le même remerciement qui fait que Dieu bouge et veut faire plus de bonnes œuvres. Dieu aime aussi quand nous chantons pour Lui et c'est pourquoi de nombreux services et de nombreux pasteurs chantent beaucoup avant ou pendant leurs services et pourquoi nous avons de la musique dans les églises.

Paroles de chansons

Lorsque nous examinons de près les paroles de nombreux chants d'adoration et de louange, nous pouvons voir que les chanteurs et les auteurs-compositeurs ont pris le temps de s'inspirer minutieusement et d'écrire des mots doux et gentils qui transmettent la souveraineté de Dieu et font de leur mieux pour exprimer leur l'amour et leur adoration de Dieu. Ce n'est pas une coïncidence si lorsque nous entendons ces chants de louange et d'adoration et que nous voyons les paroles chantées et que nous pouvons les voir clairement sur nos écrans, nous pouvons aussi nous étouffer et nous rappeler la bonté de Dieu dans nos vies et dans les vies de ceux qui nous entourent.

Je vais utiliser deux chants d'adoration différents et vous fournir ici leurs paroles. Vous pourrez peut-être noter que les paroles sont ancrées dans l'amour et la gratitude du chanteur envers le Seigneur et à quel point cela ressort clairement. Si vous trouvez une vidéo en ligne de l'artiste chantant réellement la chanson, vous remarquerez probablement la passion avec laquelle il chante.

Je fournis les paroles de chansons de deux musiciens différents :

Cette chanson est écrite par Don Moen :

Refrain:
Dieu est bon tout le temps
Il a mis un chant de louange dans mon cœur
Dieu est bon tout le temps
A travers la nuit la plus sombre,
Sa lumière brillera
Dieu est bon, Dieu est bon tout le temps

Si vous vous promenez dans la vallée
Et il y a des ombres tout autour
N'ayez pas peur, il vous guidera
Il vous gardera sain et sauf
Parce qu'il a promis de ne jamais te quitter
Ni vous abandonner et sa parole est vraie

Refrain:
Dieu est bon tout le temps
Il a mis un chant de louange dans mon cœur
Dieu est bon tout le temps
A travers la nuit la plus sombre, sa lumière brillera
Dieu est bon, Dieu est bon tout le temps

Nous étions des pécheurs - si indignes
Toujours pour nous, il a choisi de mourir
Nous a remplis de son Saint-Esprit

Maintenant nous pouvons nous lever et témoigner
Que son amour est éternel
Et Ses miséricordes - elles ne finiront jamais

Refrain:
Dieu est bon tout le temps
Il a mis un chant de louange dans mon cœur
Dieu est bon tout le temps
A travers la nuit la plus sombre, sa lumière brillera
Dieu est bon, Dieu est bon tout le temps

Même si je ne comprends pas tous les projets que tu as pour moi,
Ma vie est entre tes mains
Et à travers les yeux de la foi, je peux clairement voir,
Voyez clairement... Dieu est bon.

Le suivant est écrit par Elijah Oyelade :

Refrain:
Dieu est bon tout le temps
Il a mis un chant de louange dans mon cœur
Dieu est bon tout le temps
A travers la nuit la plus sombre,
Sa lumière brillera
Dieu est bon, Dieu est bon tout le temps

Si vous vous promenez dans la vallée
Et il y a des ombres tout autour
N'ayez pas peur, il vous guidera
Il vous gardera sain et sauf
Parce qu'il a promis de ne jamais te quitter
Ni vous abandonner et sa parole est vraie

Refrain:
Dieu est bon tout le temps
Il a mis un chant de louange dans mon cœur
Dieu est bon tout le temps
A travers la nuit la plus sombre, sa lumière brillera
Dieu est bon, Dieu est bon tout le temps

Nous étions des pécheurs - si indignes
Toujours pour nous, il a choisi de mourir
Nous a remplis de son Saint-Esprit
Maintenant nous pouvons nous lever et témoigner
Que son amour est éternel
Et Ses miséricordes - elles ne finiront jamais

Refrain:
Dieu est bon tout le temps
Il a mis un chant de louange dans mon cœur
Dieu est bon tout le temps
A travers la nuit la plus sombre, sa lumière brillera
Dieu est bon, Dieu est bon tout le temps

Même si je ne comprends pas tous les projets que tu as pour moi,
Ma vie est entre tes mains
Et à travers les yeux de la foi, je peux clairement voir,
Voyez clairement... Dieu est bon.

La sagesse de rendre grâce pendant les difficultés

Certains disent souvent qu'il peut être facile de remercier pendant les bons moments - beaucoup de gens le font déjà et cela peut venir assez facilement pour la plupart.

Mais qu'en est-il pendant les difficultés ? Que faisons-nous en termes d'action de grâce dans les moments difficiles ? Rendons-nous grâce aux difficultés ou tournons-nous le dos à Dieu au début, au milieu ou à la fin ?

Je vais me référer ici à l'exemple de Job. Job a connu des temps extrêmement durs et des difficultés extrêmes, perdant sa famille et sa fortune d'un seul coup. Même sa femme lui a dit de maudire Dieu et d'en finir... mais si vous lisez le livre de Job, vous saurez qu'il ne l'a pas fait. S'est-il plaint ? Oui. S'est-il demandé pourquoi cela se produisait ? Oui. Mais a-t-il tourné le dos à Dieu ? Non, il ne l'a pas fait. Et ce n'est qu'une des raisons pour lesquelles Dieu l'a considéré comme étant juste.

Même pendant les moments difficiles, nous devons louer Dieu parce qu'il dit dans Genèse 50:20 qu'il utilisera le mal qui était censé nous nuire à notre avantage. Il peut renverser la situation en un claquement de doigts et peut faire arriver des choses qu'aucun homme ne peut faire. Il peut faire en sorte que les bonnes personnes soient justifiées et que les mauvaises soient traduites en justice. Beaucoup de gens pensent que remercier Dieu et Le louer pendant un moment difficile ou pendant des moments difficiles est très difficile, et je suis d'accord. C'est parce que j'ai aussi trouvé difficile de le faire. Mais j'ai persévéré et je me souviens d'une fois où c'était vraiment mauvais, j'ai prié pour qu'Il me donne la force de le remercier et de Le louer dans ce moment difficile, même si ma chair dictait lc contraire. Il m'a donné cette force et j'ai dû endurer la douleur encore un peu avant qu'Il ne m'en sorte.

Des amis à qui j'ai parlé m'ont demandé pourquoi j'avais choisi de Le louer en ces temps difficiles. J'ai répondu que c'est parce que c'est dans ces moments difficiles que nous développons notre caractère, nous développons notre force et nous développons un sens plus fort de la confiance en Lui. Certaines des meilleures bénédictions peuvent provenir des circonstances les plus difficiles et bien que cela pue pendant que nous les traversons et ne nous sentons certainement pas bien dans notre chair, à la fin, nous en ressortons plus forts et plus sages face aux voies du monde et comment naviguer avec sagesse.

Pour reprendre les sages paroles de Michael Phelps (et je paraphrase légèrement ici) : « Ce serait vraiment si bien si nous obtenions toujours exactement ce que nous voulons, exactement quand nous le voulons, exactement comme nous le voulons ? Probablement pas.>> Il a raison. Ce serait formidable pendant un petit moment, mais ensuite cette lutte et cette recherche de l'excellence ne seraient plus là et cette lutte et cette recherche de l'excellence font partie de la condition humaine et de l'expérience humaine.

Journaux de remerciements

Un de mes outils préférés est le journal de remerciements. Les journaux de remerciements sont tout type de journal où vous écrivez, notez, griffonnez les choses pour lesquelles vous êtes reconnaissant et reconnaissante. Cela peut être fait par entrée quotidienne, comme une remerciement générale ou cela peut être fait sur des tablettes, du papier de construction, etc. Le but d'un journal de remerciements est d'écrire et de garder une trace des choses qui vous rendent reconnaissant(e) chaque jour et peut inclure tout, de l'air pur que vous respirez, la capacité de marcher et de sourire, le don d'être en vie, et plus encore. Cela peut aussi être d'un remerciement envers les personnes de votre vie, à la fois votre famille et vos ami(e)s. Le but du journal (ou des feuilles) est de se rappeler et de garder à l'esprit toutes les choses qui signifient quelque chose pour vous. Je crois que les journaux de remerciements sont biens pour être utilisés tous les jours, sans réserve.

C'est une chose merveilleuse pour tout le monde de prendre l'habitude de le faire dès le plus jeune âge. Avoir un temps de partage de remerciements en famille peut également être une utilisation extrêmement bonne et positive du temps en famille et un excellent moyen de rappeler à chacun l'importance de cet acte. **Rendre grâce est un acte et c'est un choix.** Nous pouvons choisir de le faire ou nous ne pouvons pas.

Je me souviens de merveilleux exemples d'entrées de journal de remerciements et de points dont je me souviens avoir vu au fil des ans de toutes sortes de personnes, plus jeunes et plus âgées. Voici quelques-uns d'entre eux:

Reconnaissant pour ma mère qui va travailler chaque jour pour subvenir à nos besoins

Reconnaissant pour ma sœur aînée qui relit mes essais scolaires

Merci à mon professeur de nous enseigner tous les jours, même en temps de pandémie

Merci à l'inconnu qui a fait don de son foie

Merci à la personne qui a donné du sang pour être utilisé lors de ma transfusion

Merci à tous les soignants de première ligne (qui incluent absolument tout le monde, des médecins et infirmières à ceux qui nettoient les hôpitaux et plus encore) qui ont travaillé pendant la pandémie pour notre santé et notre bien-être

Merci à Dieu d'avoir fourni la nature

Merci à Dieu d'avoir fourni son amour

"Je veux dire merci à mon papy pour tout son amour maintenant qu'il est au paradis"

Merci à mon amie d'être toujours là et de me montrer son amour

Merci à mon père d'aller travailler tous les jours et de rentrer à la maison pour trouver encore du temps et de l'énergie à passer avec nous

Merci aux gens qui ont apporté de la bonne nourriture à la banque alimentaire afin que tout le monde ai assez à manger

Remerciements pour le médecin qui a sauvé la vie de ma sœur pendant l'opération

Il y a tellement d'autres exemples, bien sûr. C'est le moment idéal pour s'arrêter et à ce stade du livre, donnez-vous une chance d'écrire votre liste de remerciements. N'oubliez pas qu'il ne s'agit pas du nombre de choses que vous écrivez, mais de leur signification dans votre vie. Si vous le souhaitez, écrivez à côté pourquoi il est si significatif pour vous. Comme petite étape supplémentaire : vous pouvez également créer votre propre petit livret de papier mâché ou un autre livret de remerciements de conception artistique que vous concevez vous-même et que vous pourrez regarder, lire vos entrées et y ajouter au fil des ans au fur et à mesure que vous avancez dans vos étapes de vie. Voici de l'espace pour commencer :

____

____

____

____

____

____

Rendre grâce dans la Bible

Je veux partager certains des versets bibliques sur l'action de grâce et où ils se trouvent dans la Bible. Je crois que cela vous aidera à vous rappeler à quel point le remerciement biblique est vraiment, en plus de vous donner les références afin que vous puissiez aller en savoir plus sur le contexte dans le livre donné.

<<Rendez grâces au Seigneur, car il est bon, son amour dure à toujours.>> 1 Chroniques 16:34

<<Laissez la paix du Christ régner dans vos cœurs, car en tant que membres d'un seul corps vous avez été appelés à la paix. Et soyez reconnaissants.>> Colossiens 3:15

« Consacrez-vous à la prière, en étant vigilants et reconnaissants. Colossiens 4:2

<<Je remercie toujours mon Dieu pour vous à cause de sa grâce qui vous a été donnée en Jésus-Christ.>> 1 Corinthiens 1:4

<<Vous serez enrichi de toutes les manières afin que vous puissiez être généreux en toute occasion, et à travers nous votre générosité se traduira par une action de grâce à Dieu.>> 2 Corinthiens 9:11

<<Car tout ce que Dieu a créé est bon, et rien ne doit être rejeté s'il est reçu avec action de grâces, car il est consacré par la parole de Dieu et la prière.>> 1 Timothée 4:4-5

<<Réjouissez-vous toujours, priez sans cesse, rendez grâces en toutes circonstances, car telle est la volonté de Dieu pour vous en Jésus-Christ.>> 1 Thessaloniciens 5:16-18

<<Ne vous inquiétez de rien, mais dans chaque situation, par la prière et la demande, avec action de grâces, présentez vos requêtes à Dieu. Et la paix de Dieu, qui transcende toute compréhension, gardera vos cœurs et vos pensées en Jésus-Christ.>> Philippiens 4:6-7

<<Mais moi, avec des cris de louange reconnaissante, je vous sacrifierai. Ce que j'ai juré, je l'accomplirai. Je dirai: 'Le salut vient de l'Éternel.'>> Jonas 2: 9

« Le Seigneur est ma force et mon bouclier ; en lui mon cœur se confie, et je suis secouru ; mon cœur exulte, et par mon chant je lui rends grâce.>> Psaume 28:7

<<Offrez à Dieu un sacrifice d'actions de grâces et accomplissez vos vœux au Très-Haut.>> Psaume 50:14

<<Tu as mis plus de joie dans mon cœur qu'eux quand leur grain et leur vin abondent.>> Psaume 4:7

<<Il dit sûrement cela pour nous, n'est-ce pas ? Oui, cela a été écrit pour nous, car lorsque les agriculteurs labourent et battent, ils devraient pouvoir le faire dans l'espoir de partager la récolte.>> 1 Corinthiens 9:10

<<Maintenant, celui qui fournit de la semence au semeur et du pain pour sa nourriture fournira et augmentera également votre réserve de semence et augmentera la moisson de votre justice.>> 2 Corinthiens 9:10

<<Ne nous lassons pas de faire le bien, car au moment opportun nous récolterons une récolte si nous n'abandonnons pas.>> Galates 6:9

<<Tu as agrandi la nation et accru sa joie; ils se réjouissent devant toi comme les gens se réjouissent de la moisson, comme les soldats se réjouissent lorsqu'ils se partagent le butin.>> Esaïe 9:3

<<Ils ne se disent pas: 'Craignons le Seigneur notre Dieu, qui donne les pluies d'automne et de printemps en saison, qui nous assure des semaines régulières de moisson.'>> Jérémie 5:24

<<La terre a donné ses produits; Dieu, notre Dieu, nous bénit.>> Psaume 67:6

« Du fruit de leur bouche les estomacs des gens sont remplis ; de la récolte de leurs lèvres ils sont rassasiés.>> Proverbes 18:20

<<Alors un autre ange sortit du temple et cria d'une voix forte à celui qui était assis sur la nuée : 'Prends ta faucille et moissonne, car le moment de moissonner est venu, car la moisson de la terre est mûre.'>> Apocalypse 14:15

« Que la parole du Christ habite richement en vous, vous instruisant et vous exhortant les uns les autres en toute sagesse, chantant des psaumes, des hymnes et des chants spirituels, avec des remerciements dans vos cœurs envers Dieu. » Colossiens 3:16

<<C'est pourquoi, puisque nous recevons un royaume inébranlable, soyons reconnaissants, et adorons ainsi Dieu d'une

manière acceptable avec révérence et crainte, car notre 'Dieu est un feu dévorant.'>> Hébreux 12:28-29

« Chantez à l'Éternel, toute la terre, proclamez son salut jour après jour. Annoncez sa gloire parmi les nations, ses merveilles parmi tous les peuples. Car l'Éternel est grand et très digne de louanges, il est redoutable par-dessus tous les dieux. Car tous les dieux des nations sont des idoles, mais l'Éternel a fait les cieux.>> 1 Chroniques 16:23-26

<<Et maintenant nous te remercions, notre Dieu, et louons ton nom glorieux.>> 1 Chroniques 29:13

<<Par lui, offrons donc continuellement un sacrifice de louange à Dieu, c'est-à-dire le fruit de lèvres qui reconnaissent son nom.>> Hébreux 13:15

<<L'Éternel est ma force et mon bouclier; mon cœur a confiance en lui, et il m'aide. Mon cœur bondit de joie, et par mon chant je le loue.>> Psaume 28:7

« En Dieu, dont je loue la parole, en Dieu j'ai confiance et je n'ai pas peur. Que peuvent me faire les simples mortels ?>> Psaume 56:4

<<Je louerai le nom de Dieu par un chant, je le magnifierai par des actions de grâces.>> Psaume 69:30

<<Je chanterai pour toujours le grand amour du Seigneur; de ma bouche je ferai connaître ta fidélité à travers toutes les générations. Je déclarerai que ton amour demeure ferme pour toujours, que tu as établi ta fidélité dans le ciel même.>> Psaume 89:1-2

<<Oh venez, chantons le Seigneur; faisons un bruit joyeux au rocher de notre salut! Entrons en sa présence avec des actions de grâces; faisons un bruit joyeux avec des chants de louange! Car le Seigneur est un grand Dieu et un grand roi au-dessus de tous les dieux.>> Psaume 95:1-3

<<Il est bon de louer le Seigneur et de faire de la musique à ton nom, ô Très-Haut, proclamant ton amour le matin et ta

fidélité le soir, au son de la lyre à dix cordes et de la mélodie de la harpe.>> Psaume 92:1-3

<<Entrez dans ses portes avec actions de grâces et dans ses parvis avec louanges; rendez-lui grâces et louez son nom.>> Psaume 100:4

<<Qu'ils rendent grâce au Seigneur pour son amour indéfectible et ses actions merveilleuses pour l'humanité, car il rassasie les assoiffés et comble les affamés de bonnes choses.>> Psaume 107:8-9

<<Enfin, frères et sœurs, tout ce qui est vrai, tout ce qui est noble, tout ce qui est juste, tout ce qui est pur, tout ce qui est beau, tout ce qui est admirable - si quelque chose est excellent ou louable - pensez à de telles choses.>> Philippiens 4:8

<<Réjouissez-vous toujours, priez sans cesse, rendez grâces en toutes circonstances, car telle est la volonté de Dieu en Jésus-Christ pour vous.>> 1 Thessaloniciens 5:16-18

Dans le cadre de votre pratique quotidienne, essayez de remercier plusieurs fois dans votre journée et donnez-vous des rappels utiles pour le faire. Remercier Dieu et remercier les personnes sont tout les deux importants. La plupart des gens (sinon tous) apprécient vraiment cela et se souviendront de la personne qui les a remerciés et de ce qu'ils ont ressenti. Remercier est aussi un moyen de montrer et d'étendre la grâce parce que nous n'avons pas à remercier, nous choisissons de le faire.

Chapter 25

Passez du temps dans le mot... .par exprès

L'une des choses les plus intelligentes que vous puissiez faire dans votre journée est de passer du temps à lire la Bible. Si possible, prenez un peu de temps chaque matin pour passer du temps dans la Parole, en demandant au Saint-Esprit de vous attirer l'attention sur les choses que vous devez savoir et sur lesquelles vous devez travailler, ainsi que sur les choses que vous faites déjà bien.

L'une des meilleures façons d'apprendre à connaître Dieu, Jésus et le Saint-Esprit est de passer du temps dans la Parole et de voir et de connaître de manière précise les histoires, les expériences et les rencontres d'autres personnes qui vous ont précédé. Le vieil adage d'apprendre des erreurs des autres est vrai et nous serions sages d'essayer de ne pas répéter les mêmes erreurs que d'autres avant nous ont commises. Rappelez-vous que nous avons maintenant l'avantage de lire et de connaître ces histoires, ce qui signifie que nous sommes mieux placés (mieux équipés) pour faire mieux, maintenant que nous avons observé les bonnes œuvres et les erreurs des autres.

> Une chose étonnante se produit lorsque nous passons du temps à lire la Parole de Dieu : nous ressentons la paix.

Une chose étonnante se produit lorsque nous passons du temps dans la Parole : nous ressentons la paix. Nous devenons beaucoup plus paisibles lorsque nous lisons la Bible. J'ai vécu cette expérience plusieurs fois et c'est presque comme si une couverture de paix vous envahit lorsque vous lisez la Bible et que vous voyez la provision de Dieu pour ceux qui nous ont précédés. C'est aussi assez cool de voir les merveilles surnaturelles (bonjour buisson ardent, bonjour séparation de la mer rouge, bonjour une vierge qui tombe enceinte, bonjour transformer l'eau en vin, bonjour Jésus marchant sur l'eau, bonjour un bâton qui devient un serpent, bonjour porte de prison les serrures qui tombent, bonjour les hommes qui sont sauvés de la fournaise qui a été allumée dix fois plus chaude) et bien d'autres exemples.

Lorsque nous lisons au sujet de ces événements surnaturels, nous sommes informés (pour certains) et rappelés (pour d'autres) de la puissance de Dieu et comment Il peut faire bouger les choses. C'est comme si vous passiez votre journée à vous souvenir de ces choses et à savoir que <<Dieu vous tient!>>

Activer le Saint-Esprit

Je sais que je l'ai dit plus haut, mais c'est tellement important qu'il vaut la peine de le répéter. Avant de lire la Bible, avant même de prier, il serait sage de prier pour que le Saint-Esprit ouvre les yeux de notre cœur et éclaire les passages et les histoires auxquels nous devons porter une attention particulière. Si vous étiez comme moi dans mes premières années de ma marche chrétienne, je lisais la Bible et ne comprenais pas grand chose. Je n'exagère pas. C'est alors que mon parrain, Berj Basmadjian, m'a offert une Bible d'étudiant. C'était un moyen si simple et facile pour moi de comprendre la Bible, ses enseignements et de commencer à comprendre ce livre merveilleux. Sans cette Bible étudiante pour commencer et la possibilité de voir les notes des étudiants expliquant les concepts bibliques, je serais resté perdu.

Au moment d'écrire ces lignes, j'avais passé un peu de temps hier à parler à un monsieur à qui je servais et il m'a dit qu'il ne comprenait rien quand il lisait la Bible. Ce n'est pas un sentiment inhabituel. Beaucoup de gens ne comprennent pas la Bible en entier et donc avoir des versions comme celle-là, qui peuvent simplifier et décomposer les choses pour nous (au moins jusqu'à ce que nous arrivions à un point ultérieur où nous pouvons comprendre plus facilement) est extrêmement utile . Ce n'est pas que les gens ne sont pas assez intelligents pour le comprendre lorsqu'ils le lisent, c'est qu'il contient tellement de nouveaux noms, de nouveaux termes, de nouveaux phénomènes qu'il est très facile d'être un peu dépassé ou que nous ne comprenons pas ou n'interprétons pas les choses complètement.

Une autre chose que nous pouvons faire pour mieux comprendre est de prier au Saint-Esprit pour une meilleure compréhension du contenu de la Bible. Voici une suggestion de prière que vous pouvez utiliser à cette fin. Rappelez-vous que vous pouvez toujours prier dans votre esprit (Dieu peut entendre vos pensées) ou vous pouvez prier à voix haute. Voici une prière suggérée pour vous. Vous pouvez toujours changer certains mots pour que ca soit une prière qui vous convient:

Seigneur Jésus, je sais combien de sagesse est disponible dans la Bible et comme Vous le savez, je trouve difficile à certains égards de comprendre son contenu. Je prie pour que le Saint-Esprit me parle, m'éclaire, m'apporte une compréhension des histoires, des événements, des personnages et plus encore dans la Bible afin que je puisse acquérir une compréhension. Je prie pour que le Saint-Esprit me parle vraiment très clairement et m'aide à comprendre tout ce que je lis et à vraiment pouvoir relier les histoires à ma vie. Au nom de Jésus. Amen.

Applications bibliques

Avec l'utilisation plus répandue de la technologie, nous avons l'avantage de pouvoir télécharger et utiliser des applications bibliques totalement gratuites, d'entreprendre des mini-cours d'étude pour nous aider à mieux comprendre la Bible et à appliquer ses enseignements à nos vies, à mettre en évidence et à garder une trace des passages clés, et plus encore!

Même si vous voulez une copie papier pour vous-même, il existe de nombreuses organisations chrétiennes qui fournissent des copies gratuitement. Vous pouvez simplement vous rendre sur le site Web de l'organisation, entrer vos informations ou les appeler et ils vous enverront une copie par la poste.

Vous pouvez obtenir le livre le plus sage écrit, directement inspiré par Dieu et vous enseigner tout sur les leçons de la vie, les règles et les principes qui vous sont donnés gratuitement. Ça m'a l'air d'être un très bon accord !

Pourquoi dis-je <<par exprès>> dans le titre du chapitre

Nous sommes tous occupés et nous avons tous beaucoup de choses qui visent pour notre attention et notre réponse. Nous avons des enfants et une vie de famille, des factures, nous avons des corvées et des devoirs, nous avons des endroits où aller et visiter et des gens à rencontrer et à voir, etc. Les gens ont beaucoup de choses à faire et ces choses peuvent parfois (ou souvent) nous empêcher de nous asseoir dans le calme et passer du temps dans la Parole. Être occupé peut être très bon, mais si vous êtes tellement occupé que vous n'avez pas le temps de passer quelques minutes pendant votre matinée ou lorsque vous en avez besoin dans votre journée, cela signifie que vous êtes trop occupé. C'est aussi une stratégie de l'ennemi : vous tenir tellement occupé que vous n'avez pas de temps à consacrer à la Parole, affaiblissant votre foi et ne vous laissant pas le temps de prier, de réfléchir, de méditer et de passer du temps à parler et à écouter Dieu .

Je me souviens très bien comment une de mes amies a décidé de passer du temps dans la Parole chaque matin (ou du moins à un moment donné de sa journée) et elle me l'a déclaré à voix haute au téléphone un dimanche. Elle avait mentionné qu'elle se sentait déconnectée de Lui et qu'il était important de revenir à cette connexion et de profiter de son temps avec le Seigneur. Ce qui s'est passé ensuite était très intéressant. Elle a raconté qu'à partir du moment où elle avait dit cela, toute folie s'était déchaînée : elle avait reçu des messages, des appels téléphoniques, des e-mails professionnels et bien plus encore, y compris des factures et des dépenses nouvelles et inattendues auxquelles elle ne s'était pas préparée. Elle m'a dit en fin de journée mardi que depuis le moment où elle m'a dit ça dimanche soir, que tout est devenu fou et qu'elle n'avait passé aucun temps dans la Parole depuis qu'elle avait ça et sans fin en vue pour elle obligations, garantissant qu'elle serait encore plus empêchée de passer ce temps si nécessaire. Je lui ai suggéré de prier à ce sujet et de demander à Dieu de lever les fardeaux inutiles afin qu'elle puisse tenir sa promesse et une fois qu'elle l'a fait, les choses ont commencé à se calmer.

Donc, si vous pouvez trouver 15 minutes le matin pour passer ce temps, cela en vaut la peine car ces 15 minutes peuvent vous accompagner toute la journée.

Prier dans votre voiture ou lire en transit

Nous pouvons être à un rendez-vous, attendre d'être vus, attendre que l'activité de notre enfant soit terminée et donc nous pouvons avoir quelques minutes, ou nous pouvons être en ligne quelque part, attendant notre tour pour être vus ou servis. Peu importe où il se trouve ou quand, vous pouvez trouver quelques minutes dans votre voiture ou en transit pour lire, prier, faire une dévotion, taper votre gratitude dans les notes de votre smartphone, etc. Je ne peux pas vous dire combien de fois j'ai prié alors que j'étais dans ma voiture conduisant d'un point A à un point B lors d'une journée particulièrement chargée.

Les jours de grande affluence, j'ai également prié pour que Dieu me fournisse un timing parfait afin que je puisse faire tout ce que je devais faire et en temps voulu. Chaque fois que j'avais prié cela, le timing des choses s'est merveilleusement bien passé.

Prier de loin

Parfois, nous pouvons faire quelque chose que nous pensons être important, mais en y réfléchissant plus tard, nous voyons que ce n'était pas le cas. Encore une fois, l'ennemi est doué pour nous occuper de ce qui n'est pas important afin que nous soyons trop occupés et que nous ne passions pas de temps sur l'important. Par exemple, un parent qui a lancé une entreprise qui l'empêcherait de passer du temps de qualité avec ses enfants, mais il n'a pas demandé à Dieu si démarrer cette entreprise était Sa volonté pour lui. Ils pourraient facilement penser que c'est quelque chose d'autre que je dois faire, mais ce n'est peut-être pas le cas, et cela a détourné votre temps et votre attention de choses qui nécessitaient et exigeaient plus de vous, vous rendant incapable de faire «tout cela» et vous faisant vous sentir mal et médiocre. Avant d'entreprendre quelque chose, grand ou petit, demandez à Dieu à ce sujet. Demandez-lui si l'idée vient de Lui.

Je me souviens qu'il y a longtemps, alors que je commençais tout juste ma marche chrétienne, je me suis réveillé avec l'idée d'écrire un livre sur un certain sujet. J'ai commencé à être excité à ce sujet et j'ai commencé à penser au moment où je pourrais utiliser mon temps dans ma journée pour écrire ce livre. J'ai partagé l'idée avec mon amie chrétienne qui avait été celle qui m'avait parlé et introduit au concept d'une relation avec le Christ et elle m'a posé quelques questions approfondies sur le livre, son sujet et sa portée. Alors que je commençais et continuais à le décrire, elle a dit (d'une manière aimante et encourageante) : « Chris, je ne pense pas que ce soit la bonne chose à faire. Je ne pense pas que cette idée de livre vient de Dieu.>> J'étais un peu perplexe face à sa réponse, mais j'ai dit que je prendrais le temps d'y réfléchir et de prier à ce sujet. Et j'ai fait exactement ça. J'ai commencé à réaliser que l'idée du livre n'avait rien à voir avec Dieu et n'était certainement pas une idée qui l'Honorerait en aucune façon. J'ai vu comment une idée m'était venue à l'esprit - une idée qui m'empêcherait de passer le temps de qualité dont j'avais tant besoin avec Dieu et qui m'empêcherait de lire ma Bible d'étudiant nouvellement acquise. Des années plus tard et maintenant avec le recul, j'ai pris la bonne décision de ne pas écrire ce livre. Nous devons savoir où et comment nous passons notre temps.

Accrocher des collants

Lorsque nous lisons la Parole, et surtout lorsqu'un passage ou une phrase nous saute aux yeux, nous ferions bien de l'écrire sur un morceau de papier, ou sur une carte et de l'accrocher. Il est utile d'avoir des versets et des citations bibliques accrochés autour de la maison, afin que nous puissions nous en souvenir et continuer à les méditer dans notre subconscient au fil de notre journée. C'est quelque chose que j'ai fait quand je vivais seul et j'ai trouvé que cela m'a énormément aidé car cela m'a permis de laisser le passage ou pour que la phrase s'assoit et s'installe dans mon esprit, consciemment et inconsciemment, et m'a permis de le garder au top d'esprit, peu importe ce que je faisais d'autre dans ma journée.

De plus, lorsque vous lisez un passage de la Bible et qu'il vous saute aux yeux, c'est le Saint-Esprit qui essaie de vous dire quelque chose que vous devez savoir à ce sujet. Cela pourrait être lié à quelque chose que vous traitez ou que vous traiterez.

Quoi qu'il en soit, vous pouvez prier pour savoir pourquoi ce passage particulier vous a sauté aux yeux en termes de pertinence dans votre vie.

Aimez-vous et acceptez l'amour de Dieu... sur le miroir de la salle de bain

Nous avons tous parfois du mal à nous aimer et à nous apprécier. Nous avons tous parfois du mal à nous rappeler à quel point nous sommes merveilleux et à quel point Jésus nous aime malgré nos péchés, nos imperfections et nos mauvaises manières. Nous pouvons tous utiliser cette secousse supplémentaire de joie pour nous rappeler à quel point nous sommes aimés et chanceux. Une façon de le faire est d'avoir de petites notes ou des autocollants sur le miroir de la salle de bain, la commode, nos armoires de cuisine, etc., qui nous rappellent cet amour. Surtout les jours où nous nous sentons peu aimables et que nous pouvons nous sentir indésirables, ces petites notes peuvent faire beaucoup pour garder le moral et vous rappeler à quel point Dieu vous aime.

Voici quelques exemples de ces notes :

Le Père m'aime
Jésus m'aime
Dieu me chérit
Jésus pensait que j'avais tellement de valeur, Il s'est sacrifié pour moi
Dieu pense que je suis précieux(se)
J'ai été tellement béni et je suis reconnaissant(e) de l'être
L'amour de Dieu m'enveloppe chaque jour
Dieu m'a aimé avant même qu'Il m'ait tricoté dans le ventre de ma mère

Dieu m'a donné les compétences et les talents de ______________________________. Je suis formidable.

Je m'aime parce que Dieu m'a aimé en premier

Ces autocollants et ces notes sont un excellent moyen de garder Dieu à l'esprit et de nous aider à nous édifier. Il y a plus qu'assez de choses dans le monde qui essaient de nous abattre, alors utilisons celles-ci comme un outil pour nous reconstruire.

Vous pouvez le faire pour vous-même et c'est toujours agréable et apprécié de le faire pour les autres aussi. Écrivez à votre conjoint(e) ou à vos enfants ou à vos parents ou à votre frère une petite note ou plusieurs notes, en leur disant que vous appréciez leurs bonnes qualités, comment vous avez remarqué qu'ils ont fait quelque chose pour vous, comment vous les encouragez et plus encore. Mettre cela quelque part où ils ne s'attendent peut-être pas à ce que ce soit une bonne surprise pour eux. Par exemple, si votre conjoint vous prépare du café chaque matin, vous pouvez mettre un petit mot sur la cafetière pour le remercier d'être si attentionné et de vous avoir préparé votre café tous les jours.

Imaginez à quel point vous et les membres de votre famille ou la personne avec qui vous vivez, vous sentiriez bien ou mieux et à quel point vous vous sentez valorisé si vous vous engagez quotidiennement à le faire. Cela peut sembler un peu bizarre au début, mais vous vous y habituerez et vous et tous ceux qui le feront en récolteront les énormes avantages.

Si vous êtes parent ou un tuteur, pensez à quel point cela aurait un impact positif sur vos enfants de passer du temps chaque jour ou chaque semaine à se construire mutuellement avec la Parole de Dieu et passer du temps à lire la Parole chaque jour serait pour leur propre marche. Les enfants apprécieront et continueront généralement à pratiquer ces choses que leurs parents ou tuteurs apprécient et qu'ils ont vu ces actes se produire pendant leur croissance.

Ce peut même être une très bonne idée d'inclure un programme hebdomadaire ou la lecture de la Bible et le temps d'étude sont inclus et présentés, comme ce serait quelque chose que j'appelle <<le temps heureux>>, qui est le moment où nous nous rappelons humblement à quel point c'est merveilleux que nous sommes tellement aimés par Dieu.

Ces merveilleux articles sont d'excellentes choses à inclure dans vos horaires car ils profitent à tout le monde et à notre époque où jeunes et moins jeunes connaissent des problèmes de santé mentale (ou même des crises), ils profiteraient énormément à tout le monde en fournissant des outils fondamentaux sur lesquels construire l'estime de soi et l'amour de soi, parmi les nombreuses autres valeurs solides présentées dans la Bible.

Chapter 26

Payez au suivant

Quand quelque chose de bon et de chanceux arrive pour vous, remerciez Dieu et rendez-le au suivant. Donner au suivant signifie que vous ne payez pas en gentillesse ou en faveur de la personne qui a été bonne envers vous, mais à la place, vous offrez une gentillesse ou une bonté à une autre personne.

Par exemple, un ancien collègue de travail m'a beaucoup aidé un jour d'un très gros blizzard de neige en pelletant la neige autour de ma voiture pour dégager le chemin pour que je puisse sortir et nettoyer la neige de ma voiture. Quand je suis arrivé au parking après le travail, je m'attendais à trouver ma petite voiture couverte de neige et je m'attendais à ce qu'il soit très difficile de creuser pour sortir et je m'attendais à être dehors dans le froid, à nettoyer ma voiture et à avoir pour trouver un moyen de faire sortir ma voiture de l'allée et dans la rue. Au lieu de cela, je suis arrivé à ma voiture et j'ai constaté qu'elle avait nettoyé ma voiture et labouré la zone autour de moi. Elle était toujours sur le parking à faire ce même travail pour les autres et quand je l'ai remerciée pour sa gentillesse, elle m'a simplement demandé de « payer au suivant ». Je l'ai fait et j'ai aidé un homme âgé à la station-service où je suis allé plus tard.

Les gentillesses ne sont jamais vraiment oubliées et sont toujours appréciées.

Lorsque nous prenons le temps d'être bons envers les autres, de rendre service à quelqu'un, d'étendre notre gentillesse et notre attention à une personne, des choses incroyables se produisent. Les deux personnes se sentent bien, le monde devient juste un peu meilleur et cela peut provoquer de nombreuses autres bonnes actions et de bons résultats peuvent provenir de ces premières. C'est un effet de chaîne et ça n'a qu'à s'arrêter, eh bien, jamais. Nous pouvons continuer à faire des choses merveilleuses pour les autres et sans espérer en tirer quoi que ce soit, mais la façon dont Dieu travaille est que nous en tirerions beaucoup à chaque fois.

Un jour, je conduisais la voiture et j'ai entendu à la radio parler d'un mécanicien qui offrait de son temps pour réparer de vieilles voitures pendant son temps libre et les offrir à des familles rurales sans se déplacer. Eliot Middleton est un propriétaire de restaurant de barbecue et un mécanicien formé en Caroline du Sud qui a décidé d'effectuer ce service gratuitement. Vous demandez peut-être où a-t-il obtenu l'argent pour les pièces et Middleton a expliqué que les gens ont commencé à donner les pièces afin qu'il puisse accomplir sa tâche de réparer la voiture. En outre, il a été largement rapporté que des personnes de tout le pays ont proposé de faire don de près de 800 voitures et de plus de 100 000 dollars en espèces. Ce que fait Middleton est incroyable et il ne demande rien pour le faire. Il le paie en avant et est également devenu un exutoire pour permettre aux autres de le payer en avant également à travers lui. Ce serait une excellente occasion de réfléchir à la façon dont vous aussi pouvez le faire avancer. N'oubliez pas que le paiement ultérieur ne doit pas être uniquement un paiement financier.

Chapter 27

Dîmes

La dîme est un ancien concept biblique qui consiste à verser à Dieu les premiers 10 % de nos revenus afin que Dieu puisse utiliser cet argent pour bénir les autres et vous rembourser plusieurs fois.

L'Écriture pour cela se trouve dans Malachie 3:10 "Apportez toute la dîme au magasin, afin qu'il y ait de la nourriture dans ma maison. Testez-moi en cela », dit le Seigneur Tout-Puissant « et voyez si je n'ouvrirai pas les écluses du ciel et ne répandrai pas tant de bénédictions que vous n'aurez pas assez de place pour cela... » Maintenant, payer la dîme et donner l'argent à Dieu ne signifie pas littéralement Lui donner de l'argent. Non. Nous donnons la dîme en soutenant financièrement des organisations qui reflètent les valeurs et la bonté de Jésus, telles que les églises et les organisations caritatives qui honorent et valorisent Jésus. Malheureusement, tous les endroits qui prétendent être une Église ne sont pas ceux qui suivent et adhèrent à la Bible. Certains disent qu'ils le font, mais quand vous regardez profondément leurs déclarations de valeurs et leurs pratiques, vous pouvez voir qu'ils ne respectent pas les valeurs de Jésus.

De plus, les endroits qui donnent refuge pour ceux et celles sans-abri et d'autres beaux organismes de bienfaisance qui reconnaissent et défendent les valeurs de Jésus et de la Parole sont ceux auxquels je choisis de verser mes paiements de dîme. Afin de ne pas être induit en erreur et de donner vos dîmes à une organisation valable, nous devons prier à propos de l'endroit et voir ce que Dieu nous en dit. Par exemple, j'ai prié au sujet d'une église à qui j'envisageais de payer la dîme et j'ai demandé à Dieu si je devais leur donner la dîme ou ailleurs. Il m'a dit sans équivoque que cette Église ne suivait pas les pratiques correctes et qu'elle faisait beaucoup de mauvaises choses. J'ai été choqué parce que j'ai supposé qu'elles faisaient la bonne chose. Pas si. Alors, j'ai décidé de donner ma dîme à une autre organisation chrétienne vers laquelle le Seigneur m'a guidé.

Il ne suffit pas qu'une organisation fasse de bonnes choses. C'est très bien, mais nous recherchons spécifiquement des organisations qui reconnaissent, aiment, honorent et suivent Christ dans leurs pratiques quotidiennes.

Pas seulement une ancienne coutume

Je dois également mentionner ici que de nombreuses personnes à qui j'ai parlé au fil des ans pensent qu'il s'agit d'une ancienne coutume, et non d'une coutume que Dieu demande ou attend de nous que nous utilisions aujourd'hui. Ce n'est pas vrai. La dîme est aussi pertinente aujourd'hui qu'elle l'était à l'époque et nous devons nous souvenir du Seigneur chaque fois que nous encourons un revenu, puis regarder comment Il le multiplie. Selon mes expériences et les expériences des autres autour de moi, Il multiplie cet argent de diverses manières étonnantes et Il fournit toujours. Maintenant, veuillez noter que le processus ne fonctionne pas comme sur des roulettes, en ce sens que vous ne payez pas la dîme et ensuite, BING, vous récupérez cet argent cinq fois ou dix fois dans votre portefeuille ou votre compte bancaire. Cela ne fonctionne tout simplement pas de cette façon. Le processus est plutôt le suivant:

Savoir que vous devez payer vos dîmes.

Choisir de se conformer et de payer vos dîmes.

Prier pour la bonne organisation centrée sur Christ à laquelle effectuer le paiement.

Payez vos dîmes et assurez-vous que l'organisation les a reçues.

Attendez avec foi.

Recevez votre propre bénédiction.

Le processus de réception ne vient pas instantanément. Vous devez l'attendre et vous devez rester dans la foi qu'Il l'apporte. Beaucoup de gens choisissent d'abandonner pendant la période d'attente et je déconseille cela.

Cela dit, notre raison de payer la dîme ne peut pas et ne doit pas être que nous voulons recevoir de l'argent en retour. Notre raison de payer la dîme doit être que nous voulons et désirons voir l'avancement du Royaume des Cieux et les bonnes œuvres de Dieu. Dieu connaît et voit votre cœur. Il connaît donc vos véritables intentions et motivations. Si vous n'êtes pas sûr de vos propres motivations, priez et demandez à Dieu de vous révéler ce qu'Il sait être vrai à votre sujet. C'est une excellente et importante façon de « se mettre d'accord » avec Lui sur ce sujet très important.

Dieu veut que nous ayons de l'argent

J'ai couvert cela plus tôt dans un autre chapitre, mais je trouve qu'il est si important de le mentionner à nouveau que j'utiliserai cette petite section ici pour en reparler un instant. Dieu veut que nous ayons de l'argent et cela peut être un choc pour certains, mais Il veut que nous ayons de la santé et des richesses.

J'avais cette conversation avec une dame chrétienne (ou du moins, elle se dit chrétienne) et elle a essayé de me défier sur ce point, presque au point de me moquer, et de dire carrément que ce n'est pas vrai. J'ai souligné des exemples bibliques pour le prouver, mais elle n'en avait rien. Bibliquement, le Seigneur nous demande d'avoir une conversation paisible et respectueuse, mais si l'autre personne choisit de ne pas croire ou de ne pas s'engager, nous devons la laisser tranquille. Après avoir essayé respectueusement et avec le soutien biblique de faire valoir mon point de vue, et j'ai pu voir qu'elle ne le recevait pas, j'ai décidé de le laisser tranquille. Vous ne pouvez pas obliger les gens à faire quoi que ce soit et si c'est la valeur qu'elle juge appropriée, alors je laisse Dieu s'occuper d'elle de la manière qu'Il connaît.

Toutes les richesses sont disponibles pour nous qui croyons et tant que nous travaillons pour atteindre Ces richesses de la bonne manière, et vérifions avec Lui pour nous assurer que nos voies sont correctes, alors nous savons que nous faisons bien et nous pouvons entrer dans la paix.

Témoignages de la dîme

Je sais à quel point il est utile de voir des preuves que les choses ont fonctionné pour les autres. C'est une expérience importante à vivre et je sais que j'avais l'habitude de la chercher quand j'envisageais de payer la dîme pour la première fois. J'ai donc consulté quelques organisations chrétiennes différentes, comme le Club 700, qui parlait et écrivait des témoignages sur la dîme. Les personnes qui avaient donné la dîme ont beaucoup parlé de la façon dont elles ont donné avec foi et des miracles financiers et abondants qu'elles ont vécus après avoir patiemment et avec foi attendu après leur don ou leur don. Il n'est pas facile d'avancer dans la foi, mais vous pouvez faire confiance à Dieu et à ce qu'Il dit. Vous pouvez croire en lui et voir comment cela s'est passé pour tant d'autres avant vous.

Je me souviens avoir regardé histoire après histoire de personnes qui ont donné de l'argent dans la foi et dans l'obéissance (et avec joie) et comment elles ont été si bénies de différentes manières. Une autre grande chose à propos de la dîme est la joie, le bonheur et la chaleur que vous obtenez lorsque vous donnez de l'argent pour une cause et à des personnes dans le besoin et que vous aidez à les soutenir grâce à la bonté que Jésus vous a accordée.

Je vous invite à consulter les témoignages si vous êtes si enclin à faire un pas dans la foi et à payer la dîme comme vous vous sentez amené à le faire.

Être....et rester.....humble

Le succès, c'est aussi être humble. Nous sommes équipés pour faire les œuvres les plus merveilleuses et beaucoup le font, mais si nous ne restons pas humbles, nous perdons de vue ce qui est le plus important.

Il n'y a rien de mal à être satisfait de nos réalisations (il y avait un chapitre complet plus tôt dans ce livre à ce sujet), mais nous devons apprendre à remercier Jésus pour ce qu'Il a fait. Selon Philippiens 4:13, 14, nous pouvons tout faire par le Christ qui nous fortifie et nous savons que c'est le Saint-Esprit qui éclaire notre chemin, donc quand la percée se produit et que nous accomplissons ce dont nous avons besoin, nous devons donner du crédit à Dieu. Il est le commencement et la fin de notre foi. Il est le chemin, la vérité et la vie. L'une des meilleures choses à dire lorsque nous avons accompli quelque chose est de dire "louez Jésus".

De plus, lorsque nous accomplissons quelque chose, il convient d'aider les autres qui viendront après nous. D'autres ont besoin de ce soutien, de cette aide, de cette aide tout autant que vous en aviez avant votre succès. Ne pas fournir cela n'est pas être humble mais plutôt orgueilleux. Par exemple, je me souviens d'un cas où une femme avait fait un film fantastique qui était le toast de la ville (j'ai adoré aussi) et elle avait vraiment fait un excellent travail. Le film était amusant, coloré, vif, mignon et avait un scénario fantastique. J'étais à Los Angeles en train de l'écouter parler de ses débuts et comment elle avait pensé à mettre tout le projet ensemble. Puis, à la fin de l'interview, une jeune fille douce et sérieuse qui avait été dans le public lui a demandé si elle l'aidait de quelque manière que ce soit, si elle la conseillerait, si elle lui donnerait des occasions d'apprendre avec sa. La réponse du cinéaste a été non. Elle n'allait pas lui offrir cette opportunité. Je pense que cette jeune fille aurait apprécié toute aide, et je ne pense pas que son intention était de prendre trop de son temps ou d'être gênante, juste pour obtenir de l'aide. J'ai pu voir à quel point la fille était écrasée quand elle a reçu la réponse et ce n'est pas quelque chose que j'oublierai. La cinéaste a eu la chance d'aider, d'être humble et de donner au suivant et elle ne l'a pas saisie.

Un autre exemple qui m'a semblé moins qu'exemplaire est celui d'un agent immobilier qui vantait ses statistiques sur les réseaux sociaux. Il avait un gros message se félicitant d'avoir gagné des millions en un temps relativement court et alors que d'autres l'ont peut-être regardé avec admiration, je l'ai trouvé désagréable. C'est formidable que vous réussissiez très bien dans votre carrière, mais s'en vanter de cette manière n'est ni attrayant, ni approprié.

Être un exemple

Lorsque nous réussissons et que nous sommes humbles, nous commençons à devenir un exemple pour les autres. Réussir, être humble et vouloir aider les autres sont des qualités qui, selon moi, sont la marque des vrais leaders, des vraies réussites. Ce n'est pas parce qu'une personne a la plus grande maison, la voiture la plus chic et les biens matériels qu'elle ne peut pas être humble et l'inverse est également vrai.

Dans le thriller bourré d'action, Red Notice, Ryan Reynolds joue un personnage humoristique qui, bien qu'il soit incroyable dans ses cascades pleines d'action et ses mouvements rapides, il est aussi humble et hilarant d'autodérision. Il garde les choses joyeuses et légères dans le film avec ses bouffonneries, ses doublures et sa personnalité décalée et très charmante. C'est une star dans le domaine du cinéma qui ne semble jamais se prendre trop au sérieux et qui semble toujours mettre tout le monde avant lui.

J'ai aussi vu une autre star de cinéma, Dwayne "The Rock" Johnson saisir l'occasion de donner. Il a offert à un vétéran son propre camion personnel et l'a fait juste pour faire preuve de gentillesse. Veuillez lire l'histoire ici (extraite de Vulture.com):

Dwayne Johnson a invité les fans à une projection spéciale de son film Netflix Red Notice et a voulu rendre la journée encore plus spéciale pour eux. Il voulait à l'origine donner la Porsche Taycan qu'il conduit dans le film, mais sans succès. Cependant, Le Rock a eu une idée plus importante : de donner son camion personnel préféré. Il a été particulièrement ému par un fan nommé Oscar's story : il était un vétéran de la marine, un entraîneur personnel, un chef d'église et un bénévole dans un centre de lutte contre la violence domestique. Johnson a invité Oscar sur scène, l'a remercié pour ce qu'il avait fait pour la communauté, puis l'a emmené dehors pour le surprendre avec sa nouvelle voiture. Après avoir lu la carte qui déclarait que le camion personnalisé était le sien, Oscar est tombé au sol en signe de gratitude et a remercié Johnson. Il a alors appelé sa petite amie pour lui montrer son nouvel ami et sa nouvelle monture. Espérons que Johnson puisse continuer à surprendre les fans en apparaissant dans Fast 10.

Lorsqu'une star de cinéma ou n'importe quel homme fait preuve de ce genre d'avant-gardisme, de prévenance, de gentillesse et de ce genre d'humilité, c'est contagieux, émouvant et cela promeut le concept d'humilité et de don dans l'esprit des autres. Quel exemple fantastique qui sera lu par des millions !

Un autre exemple me vient à l'esprit. Kawhi Leonard est l'une des grandes légendes du basket de notre époque. Quand on réalise à quel point il travaille dur malgré son immense talent, c'est incroyable à voir. Il est également considéré comme l'une des personnes les plus gentilles du monde. Voici un peu de lui, tiré de BleacherReport.com :

Leonard personnifie la star humble et silencieuse qui intériorise presque toutes ses émotions et surpasse tout le monde, malgré son énorme talent.

Beaucoup de gens se sont demandé si Leonard serait jamais assez bon pour justifier le coût de l'échange de Hill, alors il s'est mis au travail pour prouver que les sceptiques avaient tort.

Il a amélioré son score, ses blocages et ses passes décisives chaque année depuis qu'il a rejoint la ligue en 2011, et il a percé lors de la finale de la NBA 2014 lorsque les Spurs ont remporté le championnat et Leonard a remporté les honneurs de MVP à l'âge de 22 ans.

<<Quand Kawhi fait une erreur, il s'excuse presque. Il ne veut décevoir personne. Il y a des fois où il fait quelque chose de bien, et je dois lui dire : <C'était super. C'était fantastique. C'était un boulot d'enfer. Vous pouvez sourire maintenant. Vous pouvez vous sentir bien dans votre peau..>>>

L'humilité, le travail acharné et une éthique de bousculade constante font de Leonard non seulement l'un des cinq meilleurs joueurs, mais aussi l'une des superstars les plus admirées de la NBA.

Ce sont deux hommes que beaucoup de gens (surtout les jeunes) admirent. Ils font du bien aux autres et ils travaillent très dur, en plus d'avoir un talent inné. Ce sont de merveilleux exemples pour les jeunes du monde entier de travailler dur, de rester humbles (d'avoir de l'humilité) et de faire de leur mieux dans tout ce que vous faites. Ils enseignent également que lorsque nous commettons une erreur, nous devons nous excuser et l'appeler notre mal. Les gens peuvent vous reprocher d'avoir commis une erreur (nous en commettons tous), mais ils ne peuvent pas vous reprocher de vous approprier ces erreurs et de faire tout ce que vous pouvez pour rectifier ces erreurs.

Les gens qui font ces choses ont de véritables marques de leadership, d'humilité et d'humilité et se révèlent être de merveilleux exemples pour tous ceux qui ont la chance d'avoir vu, entendu ou été témoins de leur bonté d'une manière ou d'une autre.

Mon dernier exemple dans cette section est celui d'un gars nommé Dave. Il y a de nombreuses années, nous faisions un barbecue au travail et quelques personnes se relayaient sur le gril. Le barbecue était destiné aux élèves de l'école et au personnel. Chaque personne était autorisée à prendre un hamburger et des accompagnements de son choix. Les burgers étaient distribués et les gens ont commencé à les dévorer (ils étaient vraiment bons). J'avais demandé à Dave s'il allait se servir un hamburger, comme tout le monde l'était et il a dit qu'il ne le ferait pas. Il a dit qu'il n'avait encore rien fait pour aider avec le barbecue (il avait enseigné en classe) alors il est rapidement sorti pour aider avec le barbecue. Il a relevé le membre du personnel qui était au grill et était sûrement épuisé et il a commencé à faire griller des hamburgers pour tout le monde. Ce n'est qu'après s'être épuisé et avoir contribué de manière significative au BBQ qu'il s'est permis de manger un burger. Pourquoi est-ce que je mentionne cela ? Parce qu'il ne participerait humblement pas au plaisir de la nourriture sans avoir apporté quelque chose. C'est être une personne intègre et donner le meilleur de soi-même dans ce que l'on fait. De plus, en tant qu'enseignant, il savait que les étudiants regardaient et observaient, prenant exemple et ayant vu qu'il croyait qu'il devait travailler pour sa récompense. Il a fourni un exemple solide de service humble car il ne participerait pas à la nourriture et ne satisferait pas sa faim à moins qu'il n'ait d'abord aidé de manière significative. Une attitude vraiment noble et humble !

Chapter 28

Mariages basés sur le Christ et la vie de famille

Lecteurs, les mariages bibliques sont censés inclure trois entités : le mari, la femme et Jésus.

Lorsque nous retirons Jésus de l'équation, nous nous préparons à passer un moment particulièrement difficile dans notre mariage. Tout le monde traverse des épreuves dans son mariage, tout le monde traverse des difficultés, tout le monde traverse des épreuves (peu importe la force du couple que vous êtes) mais Jésus est là pour vous aider tous les deux à traverser ces difficultés. Mesdames, vous vous sentez peut-être en colère ou frustrée que votre mari travaille de longues heures et tard, et vous pouvez avoir toutes sortes d'idées qui vous traversent l'esprit. Ou maris, votre femme pourrait sortir avec des amis et vous commencez à avoir des idées dans votre esprit sur ce qui pourrait se passer. Ce sont des pensées normales à avoir, mais nous n'avons pas à nous en tenir à ces pensées. Nous n'avons pas à garder ces pensées actives. Nous pouvons choisir de les renvoyer ou si vous vous sentez inquiet, priez à leur sujet. Vous pouvez et devez demander au Saint-Esprit de vous parler de ce que vous ressentez et de la légitimité de ce que vous ressentez.

Parfois, les conjoints peuvent devenir orgueilleux et ils ne veulent pas admettre à leur conjoint, à leurs amis, à leur famille ou même à eux-mêmes qu'ils peuvent ne pas se sentir en sécurité, pas sûrs que leur conjoint soit toujours engagé envers eux ou aussi engagé envers eux qu'eux. l'habitude d'être, pas sûr qu'ils soient toujours attrayants pour leur conjoint ou une myriade d'autres soucis qui peuvent venir. Lorsque nous laissons ces pensées s'envenimer, lorsque nous ne prions pas à travers elles, lorsque nous laissons les inquiétudes, les angoisses et les peurs s'accumuler et que nous ne prenons pas le temps d'en parler à notre conjoint, nous pouvons créer une déconnexion dans notre relation. et votre conjoint peut se sentir blessé que vous ne vous en souciez pas, peut se sentir éloigné de vous ou de toute une série d'autres pensées destructrices qui traversent votre esprit ou le sien. Nous devons parler à notre conjoint, nous devons partager, nous devons vivre les valeurs des Écritures dans notre mariage. Nous devons chérir notre conjoint et les traiter comme s'ils étaient les beaux trésors que nous savons qu'ils sont.

Notre rôle en tant que conjoint est de chérir notre mari ou notre femme, de les traiter comme le chef-d'œuvre qu'ils sont et de nous rappeler à quel point nous sommes bénis d'être mariés avec eux. C'est la promesse que nous avons faite le jour de notre mariage.

Il y aura sans doute des moments où vous vous sentirez épuisé, où vous vous sentirez étiré et où vous aurez peut-être même l'impression d'être au bout du rouleau. Cela peut très bien arriver souvent aussi et ce n'est pas grave parce que c'est le moment d'aller à Jésus dans la prière et d'admettre que vous vous sentez perdu, inquiet, effrayé, seul, abandonné, blessé, peu importe. Il est là pour vous parler et Il vous guidera pour parler à votre conjoint où et quand le moment sera venu. Le simple fait de parler à nos conjoints peut souvent être le cas qui aide à tout réparer et parfois, c'est mettre de côté nos propres désirs et se rendre compte que vous essayez peut-être d'emprunter une voie qui ne vous est pas destinée.

Par exemple, je servais un homme une fois qui a dit que sa petite amie voulait s'engager dans des activités physiques avec lesquelles il n'était pas à l'aise. Il aimait embrasser et être physique dans ces sens, mais il ne se sentait pas à l'aise d'aller plus loin. Quand je lui ai demandé pourquoi, il a dit qu'il ne savait pas mais qu'il ne voulait pas non plus que sa petite amie pense qu'il était "une mauviette". Après l'avoir encore servi et essayé de comprendre pourquoi il ne se sentait pas bien d'aller plus loin, j'ai souligné qu'il illustrerait et incarnait en fait les valeurs bibliques parce qu'il voulait attendre jusqu'à ce qu'ils soient mariés et qu'il devrait être content de lui-même pour les honorer tous les deux de cette façon. Il s'est rendu compte que son hésitation était fondée sur le fait qu'au fond de son ou ses cœurs, il sentait qu'il était mal d'aller plus loin sans que l'alliancc du mariage ne les lie. Quand il en a parlé à sa petite amie, elle n'était ni empathique ni compréhensive à propos de ses sentiments, ce qui n'est pas juste, gentil ou respectueux. Il a pris la décision de mettre fin à la relation et de prier pour que Dieu lui apporte une femme qui incarnerait et illustrerait les mêmes valeurs qu'il croyait importantes.

Suzanne et Jack formaient un jeune couple fondé par un ami. Ils se fréquentaient depuis 3 ans. Suzanne savait qu'elle était amoureuse de Jack et voulait un avenir avec lui et Jack semblait en elle mais semblait prendre son temps et être assez évasif. Il a suggéré qu'ils commencent à chercher une maison ensemble, mais Suzanne s'est sentie confuse parce qu'elle avait clairement indiqué qu'elle voulait au moins être fiancée avant de chercher une maison ensemble. Même l'ami qui les avait montés était confus quant à la raison pour laquelle Jack traînait des pieds. Quand ils l'ont gentiment interrogé à ce sujet, il a donné une réponse très vague et sans engagement et a refusé de passer au niveau supérieur. Il a insisté sur le fait qu'il voulait seulement emménager ensemble et garder les choses ainsi, ce que Suzanne et sa famille n'approuvent pas. En fin de compte, Jack a décidé de ne pas faire avancer les choses et a rompu les choses, laissant perplexe Suzanne et l'ami qui les avait mis en place. Aujourd'hui, Jack est célibataire et chaque fois qu'il revient sur son manque de passage aux engagements, il parle de regret mais ne fait rien avancer pour y remédier.

Priez pour votre conjoint(e) et vos enfants

Presque toutes les personnes sur la planète Terre qui ont un conjoint et/ou des enfants s'inquiètent à leur sujet. Cela fait partie de la nature humaine. On ne peut pas être partout à la fois et essayer comme on peut, on ne peut pas toujours être là physiquement avec nos proches. Non, nous devons plutôt compter sur Dieu pour veiller sur eux, les protéger, être avec eux. Mais beaucoup oublient une partie importante qui est nécessaire pour activer Dieu qui veille sur leurs familles : prier pour cela. Beaucoup de gens oublient de prier pour la protection de leurs proches et ne commencent à le faire que lorsque les ennuis leur sont déjà arrivés. Prier chaque jour une petite prière pour la protection de vos proches n'est pas exagéré et faire savoir à votre famille que vous priez pour eux les amène à vous apprécier, à chérir ce que vous faites pour eux et finalement, vous rapproche tous.

Un jeune homme à qui j'ai enseigné une fois avait commencé à se faire du mal. Lorsque j'en ai parlé aux autres membres du personnel, ils m'ont conseillé de parler au membre du personnel approprié. Je l'ai fait et peu de temps après, il a été révélé que ce jeune homme se faisait du mal depuis des semaines parce que ses parents traversaient une période très difficile, lui faisant penser, à lui et à son petit frère, que leurs parents ne les aimaient plus . Lorsque ses parents ont entendu cela, ils lui ont fait savoir, ainsi qu'à son petit frère, qu'ils les aimaient beaucoup et qu'ils assistaient à des séances de conseil pour aider leur mariage, aidant ainsi les deux garçons à se sentir mieux. À la fin de la séance, cependant, un très beau moment est arrivé : les parents ont dit aux enfants que même s'ils s'étaient beaucoup disputés, ils espéraient et priaient pour le bien-être des garçons, et ils ne voulaient pas qu'ils se fassent du mal de n'importe quel manière que ce soit. Ce fut un moment incroyablement émouvant pour la famille, un moment qui, je l'espère, les guidera sur un chemin beaucoup plus sain.

Prier pour tous les membres de notre famille n'est pas un luxe - c'est quelque chose que nous devons faire chaque jour et chaque jour où ils rentrent à la maison, nous devons remercier Dieu de les garder en sécurité. Mes amis, nous vivons des moments difficiles où tous les membres de la famille traversent beaucoup d'épreuves et non seulement les familles doivent se serrer les coudes, passer du temps ensemble dans les Écritures et travailler ensemble pour le meilleur de chacun dans la famille, mais les jeunes enfants ont besoin être enseigné sur l'amour que Jésus a pour eux, et sur toute la bonté qui est disponible en Lui.

Certains parents ne connaissent pas le bien qui est disponible en Christ et je vous encourage donc à prendre votre Bible, à assister à des cours d'étude biblique, à assister à des services religieux basés sur la Bible, à faire partie de vos églises locales, tout ce que vous pouvez faire pour obtenir votre famille dans la Parole de Dieu.

Je vais donner un autre exemple. J'ai une amie très chère que j'appellerai Sheila. Je savais que son mariage n'était pas sain et que les choses n'allaient pas bien en général avec sa famille. Je savais que son mari buvait et je savais qu'elle avait l'impression que le monde entier était assis sur ses épaules. Je savais qu'elle avait besoin du soutien de son mari mais qu'il n'était tout simplement pas disponible. J'ai aussi appris qu'il était rentré ivre un soir et avait frappé l'un de ses fils, ce que sa fille a vu et a admis plus tard que cela l'avait traumatisée. Sheila faisait de son mieux pour tout garder ensemble et elle faisait de son mieux pour maintenir un foyer et une vie de famille heureuse (plutôt) mais les choses se détérioraient. Je n'oublierai jamais quand elle m'a finalement parlé de leur situation financière, familiale et conjugale et à quel point les choses étaient devenues désastreuses et comment les agences de protection de l'enfance étaient impliquées. Je lui ai mentionné et lui ai conseillé d'obtenir des ressources et de l'aide de quelques endroits différents dans le but d'éteindre tout ce qui s'était passé et pendant qu'elle faisait tout ce qui était nécessaire, il avait pris la décision de couper ses liens et de s'éloigner de la famille. Aujourd'hui, Sheila et ses enfants sont dans une bonne église basée sur la Bible, mais son ex-mari continue de tourner en rond.

Vous êtes tous les deux invités à entrer dans la parole et à lire des dévotions

Avoir un mariage sain et centré sur le Christ exige nécessairement que les deux membres passent du temps dans la Parole, se renouvellent l'esprit et se souviennent de chérir leur conjoint chaque jour. Passer du temps dans la Parole et lire des dévotions séparément et ensemble vous permet à la fois de réserver du temps l'un pour l'autre, de vous connecter ou de vous reconnecter, de raviver ce moment spécial et d'utiliser ce temps pour renforcer votre mariage. Vous vous retrouverez en tant que chefs de famille beaucoup plus forts lorsque vous êtes fort dans votre mariage, lorsque vous vous sentez connecté avec votre conjoint et lorsque vous prenez le temps de vous chérir.

Regarder les parents ou les guardiens

Les enfants, les préadolescents, les adolescents et les jeunes adultes surveillent toujours leurs parents ou leurs tuteurs. Ils regardent, écoutent et apprennent à voir comment ils se traitent, comment ils interagissent et s'ils prennent le temps d'honorer le Christ et les uns les autres. C'est le fondement de leur développement en tant qu'enfants et quel que soit leur âge, cela laissera une empreinte indélébile sur eux et les affectera à l'avenir.

Un jeune homme était très méchant en parlant à sa femme malgré le fait qu'il disait qu'il l'aimait. Quand ils sont allés consulter ensemble, il essayait de comprendre pourquoi il parlait si durement avec sa femme. Le conseiller a sagement posé des questions sur son éducation et quand il a réfléchi, puis a souligné qu'il avait grandi en regardant et en entendant ses parents se battre et se disputer, et son père réprimander constamment sa mère, cela lui a laissé une impression négative et il a estimé que cela était la seule bonne façon de traiter avec votre conjoint. Il lui a fallu un peu de conseil pour se rendre compte qu'il répétait un comportement négatif et destructeur avec lequel il avait grandi et qu'il devait consciemment arrêter de le faire pour voir son mariage survivre et prospérer, et pour ses enfants. d'avoir un exemple positif dans leur vie familiale.

Réalisations des enfants

Peu importe leur âge, les enfants ont beaucoup plus de chances d'atteindre des niveaux élevés de réussite lorsqu'ils grandissent avec de solides valeurs familiales : bien manger, dormir suffisamment, terminer ses devoirs, passer du temps de qualité en famille, partager et se soutenir mutuellement et passer du bon temps et rire ensemble et, enfin et surtout, passer du temps dans la Parole. Les enfants qui grandissent avec ces valeurs familiales solides, les préadolescents et les adolescents qui continuent d'avoir ces valeurs familiales solides, même les jeunes adultes et les adultes qui voient d'excellentes valeurs à la maison ont beaucoup plus de chances de bien réussir. Ce sont les mêmes valeurs qu'ils adoptent ensuite dans leur future vie familiale lorsqu'ils seront assez âgés et auront leur propre famille.

J'avais l'habitude de regarder les étudiants parler si négativement : <<Je suis nul pour ça>> <<Je vais totalement échouer à ce test, je suis tellement idiot>> <<J'ai étudié mais je suis tellement stupide, je n'obtiendrai jamais ça>> . J'ai dû demander aux étudiants d'arrêter consciemment de parler de cela au cours de leur vie et de parler positivement, en utilisant des phrases comme "J'ai ça!" « Je sais que je peux le faire » «

J'ai étudié et je vais donner le meilleur de moi-même dans ce que je fais » et « Je ne sais peut-être pas tout, mais j'en sais beaucoup de choses et je sens que je vais réussir parce que Je vais donner le meilleur de moi-même. »

Lorsque nous enseignons aux enfants, aux préadolescents, aux adolescents et aux jeunes adultes à parler positivement, ils commencent à se sentir mieux dans leur peau et à se voir de manière plus positive. Il n'est pas nécessaire qu'ils soient déjà mathématiciens, le prochain ou la prochaine Einstein ou le prochain ou la prochaine Picasso pour se sentir bien dans leurs efforts - nous devrions les encourager et les féliciter là où ils se trouvent tout en les encourageant positivement à s'efforcer de s'améliorer, de manière solidaire.

Je vais présenter ici le cas de Deeana. Deeana est une jeune femme qui avait de grands espoirs de faire un excellent travail à l'école. Elle voulait obtenir de bonnes notes et elle voulait bien faire et entrer dans une grande université, mais il y avait toujours des choses qui se présentaient à elle, la distrayant, comme elle me l'a dit un jour. Par exemple, elle avait une famille très bruyante et bruyante, ce qui rendait difficile pour elle de travailler, il y avait des locataires dans la zone adjacente où ils vivaient, causant tellement de bruit que Deeana ne pouvait pas dormir certaines nuits, et elle avait un frère qui boit beaucoup et rentre à la maison en jurant, en jetant ses papiers scolaires à la poubelle. Essayez d'étudier après que quelqu'un a déchiré vos notes d'étude. Que devait faire Deeana ? Elle a prié. Elle a prié profondément et intensément pour que le Seigneur l'aide à traverser son problème et lui enlève toutes les distractions autour d'elle, tous les défis qui l'empêchaient de faire tout ce qu'elle pouvait. Une à une, les distractions ont disparu : les autres locataires ont déménagé, créant un espace de vie beaucoup plus calme, ses parents ont appris qu'ils étaient inconsidérés et qu'ils devaient baisser la voix, et son frère a passé du temps en cure de désintoxication, prenant soin de son problème d'alcool. Deeana a fini par terminer première de sa classe et à ce jour, alors qu'elle termine son doctorat, elle remercie Dieu et compte sur Lui de toutes les manières et pour tous ses besoins.

Notre famille et notre environnement font une très grande différence dans qui nous finissons par être et donc en tant que parents et en tant qu'enfants, nous devons faire de notre mieux pour être de notre mieux et nous devons également prier Dieu qu'Il nous aide après que nous ayons fait tout ce que nous pouvions pour nous aider.

Et si je ne venais pas d'une « bonne » famille ?

Beaucoup demandent : « Christine, et si je ne venais pas de la bonne famille, si je n'avais pas les bonnes pauses en grandissant, si je n'avais aucun soutien ?>> Cela peut bien sûr arriver aussi et si c'est vous, ne vous inquiétez pas, Dieu a tout vu. Il sait exactement ce que vous avez traversé, à quel point cela a été difficile, à quel point les facteurs de votre vie ont été peu favorables et carrément destructeurs et voici la bonne nouvelle : Dieu a le dernier mot sur votre succès. Il vous apportera cette bourse, Il vous apportera ce travail qui vous propulsera des années à venir, Il rattrapera l'enfance perdue, Il sera le père ou la mère que vous n'avez jamais eu. Dieu sera toujours là pour vous aimer, pour vous aider, pour vous accompagner dans tout ce dont vous avez besoin. Il ne vous abandonnera jamais, ne vous abandonnera pas, ne vous laissera jamais vous débrouiller, peu importe ce qu'a été votre vie de famille ou votre vie. Peu importe les types d'injustices que vous avez subies. Il est sur le trône, là, prêt et désireux et attendant de vous aider. Tout ce que vous avez à faire est de demander par la prière.

Merci

Merci d'avoir pris le temps de lire

Êtes-vous prêt pour le meilleur de Dieu ?

Le succès commence ici

Un livre de succès par Dr. Christine Topjian

Au sujet de l'auteur

Dr. Topjian aime (ok, adore) écrire des livres d'une variété de genres et d'une variété de longueurs. Elle adore passer ses méfiances à ses lecteurs. Vous pouvez en savoir plus au sujet de l'auteur a son site web: drchristinetopjian.com